脳から見た日本精神

ボケない脳をつくるためにできること

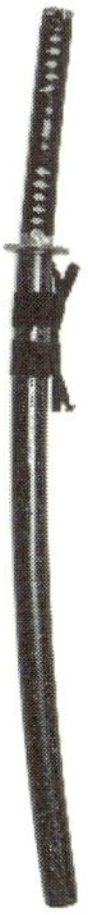

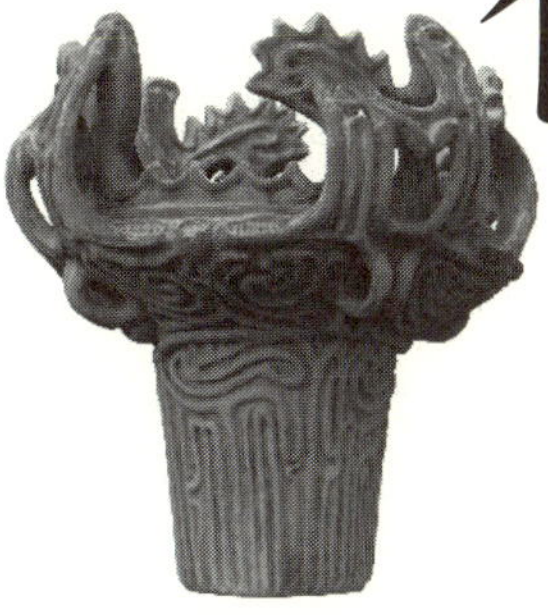

都立駒込病院脳神経外科部長
篠浦伸禎
Shinoura Nobusada

かざひの文庫

はじめに

ストレスをコントロールして幸せに生きていくために

私は36年間脳外科医として現場で働いており、いまだに最前線で最先端技術の手術を行っています。そのような技術者として走り続けてきた人間が、**さらにワンランク上のいい結果を生みだすためには、やはり物事の本質を知ることが極めて大事である**と最近痛切に感じるようになりました。

我々が行う脳腫瘍に対する脳外科手術には関しては、明確な目標があります。それは、患者さんの症状を手術で悪くしない、できれば症状をよくしながら、できるだけ腫瘍を摘出することです。まだ世間の多くの人がその存在を知りませんが、その目的にいちばんかなうのが『覚醒下手術』（患者の意識がある状態での手術）です。なぜならば、全身麻酔の手術は、症状が悪化したことが手術中にはわかりませんが、覚醒下手術でははっきりわかるため、症状が悪化した場合はそこで手術をストップすることができるからです。

全身麻酔だと症状が悪くなっても手術をストップすることができないので、手術後に症状が悪化することがしばしばあります。覚醒下手術では、悪くなった瞬間に手術を止め、症状が回復しなければ手術を終了すると、1月後にはほぼ全例、症状が回復します。脳外科手術の本質、つまり患者さんの症状を悪くせずに腫瘍をできるだけ摘出するということを達成可能なのが覚醒下手術になります。

ただし、覚醒下手術は日本ではあまり行われていないため、我々が技術を確立するにあたり、様々な試行錯誤がありました。この15年やり続けて感じることは、多くの患者さんで全身麻酔では無理だった神経の機能温存が可能になり、脳外科の本質にこだわってやり続けていて本当によかったということです。

しかし、技術的には圧倒的に優れている覚醒下手術を行っても、残念ながらすべての患者さんが手術とその後に続いて行われる治療によってよくなるわけではありません。脳外科の手術は技術的に難易度の高いものも多々あり、特に我々の病院に紹介される症例は一筋縄ではいかぬ難しいものもしばしばあり、現代医療ではいまだに歯がたたないものもあります。また、脳腫瘍が悪性で、手術はうまくいっても術後に腫瘍が増殖して、どんどん症状が悪化することもあります。

悪性脳腫瘍の場合は、従来のいわゆる標準治療（西洋的なエビデンスの確立している治療）ではなかなか治癒まではもっていけません。そういった、手術などの治療をしても症状がよくならない人をなんとかよくしたいと思い、私は『統合医療』（西洋医療のみならず様々な医療、施術を組み合わせ統合した医療）を数年前から手術直後から取り入れ、従来にないいい手ごたえを得て、それを本や学会で発表してきました。

つまり、**手術は覚醒下手術、術後の治療は統合医療をすることが、脳外科の領域において、治療成績をよくするための本質的なアプローチ**になるわけです。

しかし、その統合医療も、結局のところ患者さんがどう取り組むかです。患者さんにより、私のアドバイスを素直に聞き熱心にやる人と、話半分に聞いてあまりやらない人がおり、その**治療に対する取り組み方が、その後の治療効果を大きく左右する**と感じています。

前者においては、今までにないくらいのいい治療成績の人がどんどん出てきており、私も実は驚いているところです。

つまり、**患者さんの考え方、脳の使い方が生死を決める**といっても過言ではありません。それだけにはとどまらず、病気そのものも、患者さんの脳の使い方から派生した生活習慣の善し悪しからきています。いうなれば、**病気になるのも、病気が治ったり悪化したりするのも、患者さんの脳の使い方の善し悪しからきており、それが治療成績をよくするための本質**ということになります。

なぜ患者さんの脳の使い方が病気に関係するかといえば、それは病気の最大の原因であるストレスとの関わり、つまりその人の**脳の使い方の善し悪しが、ストレスに押し潰されるのか、それともストレスを乗り越えられるのかということに大いに関係しているから**です。

いい脳の使い方をしていれば、ストレスを契機にさらによりよく脳が使えるようになります。**よくない脳の使い方をしていると、ストレスに押し潰されやすいため、脳を含めて身体のいろいろなところの血流が悪くなり、免疫力が落ち、はては生活習慣病を誘発**しまます。実際、大きなストレスを受けた8か月から18か月後に癌になりやすいという説もあります。

さらにいうと、ストレスを乗り越えられるかどうかに関しては、その人の脳の使い方の善し悪しのみならず、その人のいる周囲の環境、つまり会社や育った家庭の問題もあります。たとえば、社会に出た時はまだ右も左もわからないわけで、そのような新人をちゃんと育ててやろうとする温かい企業なのか、優秀な人だけ生き残ればいいというドライな企業なのかでストレスの度合いは全く違うでしょう。**企業のあり方がストレスに大きく関わる**わけです。

しかし、それは企業のあり方のみの問題ではなく、ちゃんとした企業であるにもかかわらず、ちょっとしたストレスでやめる新人も最近は増えてきました。自分が成長するには我慢も当然必要なのですが、それができないわけです。そのような人は、どんな企業にいってもストレスを受け、精神疾患を含めた病気になりやすいといえるでしょう。

つまり、その人が過去に家庭や学校でどのような教育を受けてきたかの問題もあります。

教育も、ストレスの度合い、ひいては病気の発生に大いに関わっているわけです。さらにいえば、企業のあり方や本人の仕事への取り組み方の元となる教育は、歴史の流れとは切っても切り離せません。戦前創設した企業と戦後創設した企業は大きく設立の理念が違うし、幕末と明治以降、戦前と戦後の教育は大きく違っており、その歴史に色濃く影響されてきた違いが、ストレスに大きく関わっていると私は感じています。

このように治療成績をよくするための本質を追求すると、ストレスと病気との関係を見る必要があり、そのためには単に医療からの観点のみならず、企業のあり方、自分の取り組み方も含めた仕事の問題、その元となる教育の問題、その背後にある歴史の流れを知らないと本当のことはわからないということになります。

そして、その**病気の主原因であるストレスは、それと関係している医療、仕事、教育、歴史を脳から解析すれば、その本質がわかりやすい**のです。なぜならば、医療、仕事、教育、歴史に関わっているのはもちろん人間であり、彼らがどのような脳の使い方をしているかがストレスに大きな役割を果たすからです。

たとえば、医療、仕事、教育、歴史に関して、脳から見れば、ストレスに大きく関わるある共通した問題点があります。そのひとつが、脳の中の『扁桃体』や『報酬系』という好き嫌いに大きく関わる部位です。この脳の部位は、ものすごくエネルギーがあるのですが、衝動的であるという大きな問題点があります。これをコントロールできるかどうかが、医療、仕事、教育、歴史において、ストレスを乗り越えて病気にならず、幸せに生きていくことに大きく関わっているのです。

つまり、私は医者ですので、ストレスを乗り越えていかに病気にならないか、病気を改善するかという本質を探ろうと、医療のみならず、仕事、教育、歴史に対して、脳から見た本質を本書で解析しようとしていますが、別の観点から見ると、その目的で脳から解析することで、医療、仕事、教育、歴史の分野においても重要なテーマである、**ストレスをコントロールして幸せに生きていく**ということにも密接につながる話になります。

これらすべての分野で、幸せに生きるための問題点、解決法が、脳から見ていかに共通しているかということを、本編で詳しくのべます。

細部に神が宿るといいます。私は、脳外科という患者さんの命を左右するような厳しい分野で仕事をしてきましたが、そこで治療成績をよくしようと長年本質を追求してきたことが、様々な分野の重要なテーマにつながっていることに、仕事の奥の深さを感じる今日この頃です。

さてこの本では、内容をわかりやすくするために、ドクターブレイン、ミスター左脳、ミセス右脳の３人の対談形式にいたします。ドクターブレインは私の分身、ミスター左脳とミセス右脳は中年の夫婦で、それぞれ、左脳と右脳のレベルが高いという設定です。そうすることで、様々な方向から物事を解析できるかと思います。

私が、脳外科の分野で考えてきたことが、様々な分野の本質につながり、その分野の改善にも役立つとすれば、これ以上の喜びはございません。

脳から見た日本精神　目次

第2章 脳から見た教育

第3章 脳から見た仕事

第4章　脳から見た歴史

第1章

脳から見た医療

右脳と左脳の話

右脳に幸福感が入っているのは間違いないようです。つまり、右脳が活性化すると周囲との境界がなくなり、そのため周囲からエネルギーが入ってきて幸福を感じるのでしょう。

一方、左脳は自分と他人は違うということを認識する脳であり、右脳と逆に周囲とどんどん境界をつくっていく脳です。

ドクターブレイン「この本の対談では、ミスター左脳さんとミセス右脳さんと、様々な分野を脳から見て解析し、本質を探っていきたいと考えています。まず、最初に私がずっと関わってきた医療に関して話し合ってみたいと思います。おふたりは今の医療に関してどう感じていらっしゃいますか？」

ミスター左脳「やはり**医療費が右肩上がり**で増大していることが大きな問題ではないでしょうか。これは、癌や心臓病などの病気が増えていることもあるのでしょうが、どこかでこの悪循環に歯止めをかけないと、我々の子供らの世代で厳しいつけを払う気がしてなりません。医療費に関しては、我々の税金が湯水のように使われているわけですから、このままだと子供たちが将来お金の面で余裕をもって生活できるとは思えません。医療費が国の体力を奪い、若い人の活力を奪っていくのが目に見えています」

1985年に16兆円だった医療費は、1997年には28.9兆円、2007年には31.4兆円、2017年は42.2兆円となっています。

ミセス右脳「主人の言うとおりです。私は両親についてたまに病院に行くのですが、検査器具は最先端になって病名はつきやすくなったのでしょうが、癌や認知症の患者さんがどんどん増えていっこうに減る気配がないのは、なにかおかしい気がします」

ドクターブレイン「まさしくおっしゃるとおりで、我々現場の人間がなぜそのような悪循環になったかを真剣に考え、我々の生きている間に少しでもいい方向にもっていかなければいけない問題だと痛感しています。私は問題が起こると、いつもその本質は何であるかを考えるタイプです。それには脳から考えるのが一番問題を整理しやすいので、私はこれまでいろいろなことに関して、脳から解析した本を書いてきました。今回の本でも、医療で起こっている様々な問題に関して、**脳から見て何が本質なのか、それを解決するにはどのようにすればいいのか**を、おふたりのお知恵もお借りして考えてみたいと思います」

ミスター左脳「なるほど、それは面白い考え方ですね。今起こっている問題の原因は何であるかを当事者が議論すると、自分たちの立場を正当化するための理屈はなんとでもなるので、本当のことが見えないことが多いですよね。それを脳から解析すると、科学的な視点が入るので、問題の本質が見えてくるということですね」

ミセス右脳「脳に関しては、私は左脳右脳くらいしか知らないので、議論に加われるかどうかは自信がありません。私にもわかるように説明していただければ助かります」

ドクターブレイン「たしかに脳の話は簡単ではありません。しかし、ミセス右脳さんのおっしゃる左脳右脳だけでも、そうとう物事の本質が見えます。ミスター左脳さんは、左脳と右脳の機能についてどう考えてらっしゃいますか?」

ミスター左脳「私は脳の専門家ではないので、私が本で読んできた範囲で答えるしかないのですが、**左脳には言語機能が入っていて、右脳には言語以外の機能、たとえば自分の周囲の空間に対応する機能が入っている**とどこかで読んだことがあります」

ドクターブレイン「さすがに本を読むのがお好きなだけあって、左脳右脳の本質をついていますね。では、左脳が扱っている言語とは我々にとってどういう意味があるのか、何のためにあるかです。私は、言語の大きな役割のひとつが、現実の一部を切り取って、それを言葉という形で固定して、はっきりさせることだと思います。たとえば、私の行っている脳外科手術を素人が見れば、何をやっているのかさっぱりわからないと思います。ところが、言葉を使って、たとえば〝今運動領にある腫瘍を摘出しており、患者さんが覚醒した状態で麻痺が悪くなっているかどうかをチェックしながら手術をやっている〟と説明すれば、素人でも術者が何をやろうとしているのかはっきりとわかるわけです。そうすると、たとえば若手の医師がそれを見て、術者のやろうとしていることがわかるので、まねをして同じようなことができるわけです。言葉は、多くの人が同じようなことをできるようになるには欠かせません。つまり、**人間が進歩するために言葉がある**といっても過言ではありません」

ミスター左脳「たしかに西洋的なやり方はマニュアルがしっかりあって、多くの人がすぐにできるようになっていて合理的ですね。それに比べて、昔の日本人は『見て盗め』という教育で、なかなか言葉では教えませんでした。それについてはどう思われますか?」

ドクターブレイン「私は、西洋も日本もそれぞれいい点、悪い点がありますが、脳から見ると、日本の教育のほうがいいと思っています。理由は2つあります。ひとつは、言葉は意味がはっきりしているのでそれがすべてだと思われがちですが、決して現実すべてを表しているわけではありません。よくマニュアル人間という言い方がされますが、現実はマニュアルよりは格段と複雑怪奇であり、マニュアル人間が現実を直視せずにマニュアルどおりやろうとすると、悲惨な結果に結びつくことが多々あります。特に脳外科手術は命がかかっていますから、私は2度と同じミスをしないために過去の手術をすべて言語化していますが、それはあくまで参考であり、常に現実を見て対応します。マニュアルどおりでうまくいく手術は、極めて簡単なもの以外はありません。もちろん、過去の手術をすべて言語化しないと進歩はありません。そうしないと、しばらくたつと同じミスを必ず繰り返します。ただし、それは必要条件ではありますが、現実の中でいい結果を出すための十分条件ではないのです。つまり、**技術が進歩するには、言語の入った左脳と現実に対応する右脳を交互に使い、らせん状に向上することが大事**なのです」

ミスター左脳「もうひとつの理由は何ですか?」
ドクターブレイン「それは人間の『意欲』の問題です。現実は常に我々の先を行きます。一生意欲を持って努力し、自分の技術を向上させないと、現実でいい結果は出ませんが、そのためには最初からマニュアルがあって教えるよりは、現実を観察して自分の頭を使って必死で考えるほうが、より意欲を刺激するのです。マニュアルがあって最初からうまくいくと、現実はそんなものかと甘く見がちで、失敗すると意気消沈し、新しいやり方を自分で工夫しようとしなくなります。マニュアルは必ず古びて現実に合わなくなります。マニュアルで最初だけうまくいくよりは、最初はマニュアルがなくて失敗しても、失敗をばねに意欲を保ち続けるほうが、いい結果を出すには、より本質的なのです。つまり、日本人が教えないのは、**知識よりも意欲を出させることを重視しているから**です」
ミスター左脳「なるほど、合理的でないように見える日本のやり方が、長い目で見ると進歩するんですね。言語というのは決して万能ではなくて、現実のやり方が大事だということですね。ところで、右脳の本質的な機能はどうお考えですか?」
ドクターブレイン「右脳が今の現実、たとえば今いる周囲の空間に対応している脳であることは間違いありません。左脳が言葉で物事をはっきりさせる脳だと先ほどお話ししました。それから見ると右脳は逆です。**右脳は周囲との境界をなくしていく脳**です。このことは、左脳に障害を受けたアメリカの脳科学者**ジル・ボルト・テイラー**の話からも明白です。1996年12月10日、脳出血により左脳が障害を受け、右脳の機能が高まった彼女は、自分の身体と周囲との境界がなくなったことを感じ、周囲からエネルギーが入ってきて涅槃《ねはん》に入ったような幸福感を感じました。別の研究でも、右脳の楔前部《けつぜんぶ》の体積が大きいほど幸福感をより感じているという報告もあり、**右脳に幸福感が入っている**のは間違いないようです。つまり、右脳が活性化すると周囲との境界がなくなり、そのため周囲からエネルギーが入ってきて幸福を感じるのでしょう。一方、**左脳は自分と他人は違うということを認識する脳**であり、右脳と逆に周囲とどんどん境界をつくっていく脳です。左脳に言語機能があるのは、物事を定義づけ、他のものとの境界をはっきりさせるためにあるといってもいいでしょう」

ミセス右脳「そうすると、西洋医療は左脳を主に使っている医療なんですね。あれだけ病気をどんどん細分化して病名をつけるというのは、左脳からきているわけですね。一方、東洋的な医療は右脳主体なんじゃないかしら？　東洋医学が気のようなエネルギーや波動を使って治療するのは、いかにもそんな感じがあります」

彼女は講演で「私たちがより多くの時間を右脳にある深い内的平安の回路で生きることを選択すれば、世界にはもっと平和が広がり、私たちの地球ももっと平和な場所になると信じています」と述べています。

ドクターブレイン「まさしくおっしゃるとおりです。西洋医療は、目に見えたり数値化されるような検査を行い、どの臓器にどのような病気があるかを明確にして、それをメスで切ったり、放射線でたたいたり、薬で治療したりします。いうなれば、病変部位は悪であり、それを抹殺しようとする治療です。東洋的な医療は、**病変部位は悪ではなくて少し波動のレベルがおかしいだけ**なので、それに気を入れたりして正常なレベルに戻そうという治療です」

ミスター左脳「たとえていえば、悪者が町に現れた時に問答無用で射殺しようというのが西洋医療で、悪者も同じ人間なので改心させようというのが東洋医療といってもいいのでしょうか？」

ドクターブレイン「まさしくそれに近いところがあります。西洋の一神教は、世の中を善と悪の2つにわけ、悪を排除しようとします。ところが東洋、特に**日本は、すべてを受け入れて、ひとつに融合**させようとします。日本的な治療は、たとえていうと、体をひとつに融合させることで、孤独だった悪者が周囲と密接なつながりを持ち、その結果、周囲のいい人たちと自分を比べて自分の行っていることを恥じ、それにより改心させようとしているわけです」

ミスター左脳「しかし、改心するには時間がかかるわけで、そんなまどろっこしいやり方では、癌みたいに急速に大きくなるきわめて悪いものは、治療が追いつかないのではないでしょうか。生ぬるいやり方では、悪いやつはつけあがり、ますますのさばる可能性もあるような気がしますが」

ドクターブレイン「それはそのとおりで、特に悪性の脳腫瘍のように、頭蓋骨という限定された空間で急速に大きくなると死に直結しますので、西洋の治療、つまり手術は必要なことが多いと思います。しかし、残念ながら、それだけでは治りません。膠芽腫《こうがしゅ》という癌より厳しい悪性の脳腫瘍は、西洋医療だけでは1年ちょっとしか命がもたず、これはこの何十年とほとんど進歩がありません。ところが、最近私の関係している患者さんで、西洋医療を副作用が出ない程度でちゃんとやりながら、**東洋的なアプローチ、つまり食事療法などを併用すると、1～3年間全く再発しない**人が何人か出てきたのです。私は、病気の最初から西洋医療と東洋医療を一緒にやる統合医療をご希望の患者さんにはお手伝いしていますが、これが今までないくらい手ごたえがいいことが多いのです」

ミセス右脳「それは私も賛成です。私の友人で、身体にいいものを食べ、体に気を入れることで、病気を治すのにいい結果を出している人もいます。普通に考えても、免疫を担う正常細胞が弱ってしまう西洋医療だけではうまくいかないわけで、体が弱っていない病気の初期から、体を元気にする東洋医療を病変を治すのに有効な西洋医療と併用するのは、理にかなっていると思います」

ドクターブレイン「私は現場の人間で、理屈は何であれ患者さんがよくなればいいというタイプです。そういう意味では、**統合医療の手ごたえはかつてないくらいよく、これから医療をよくするのに大いに貢献する**とみています。患者さんが初期治療で治癒すれば、医療費は下がるのですから、一石二鳥ですね」

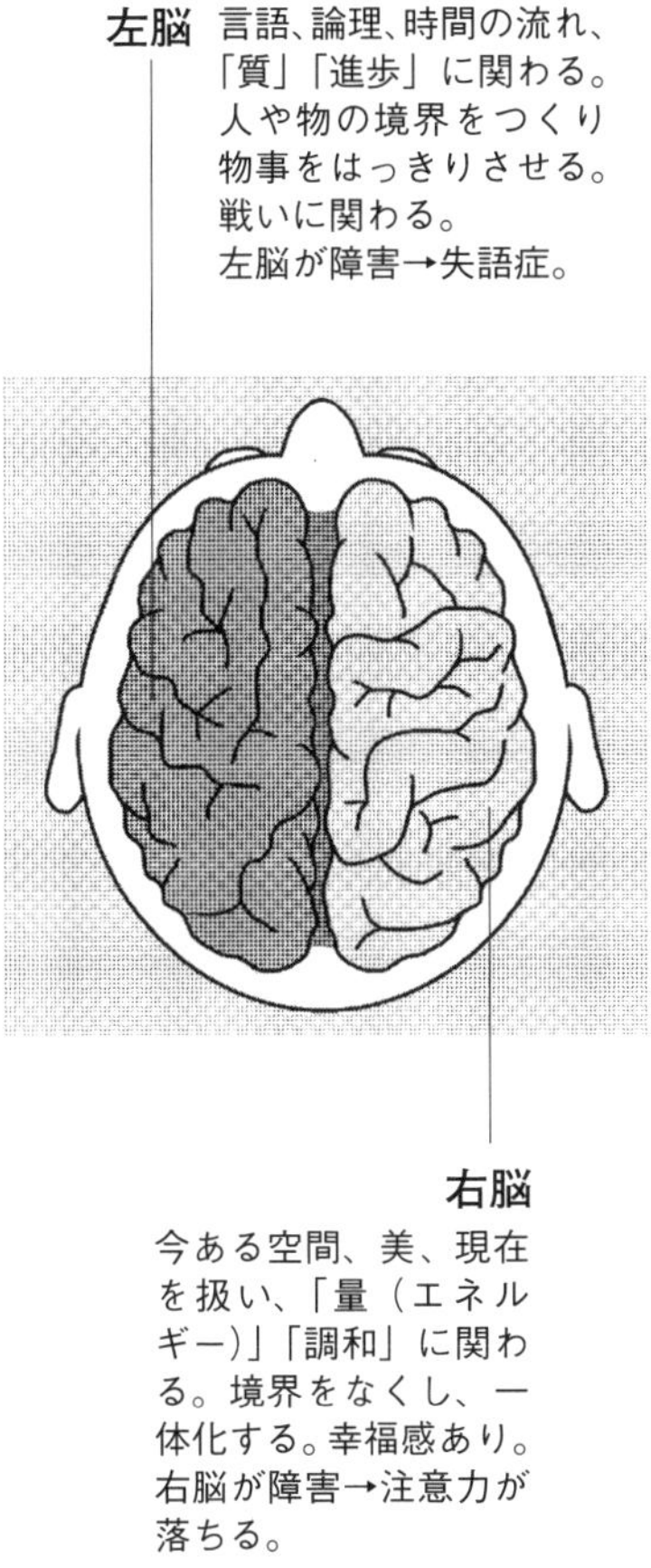
左脳
言語、論理、時間の流れ、「質」「進歩」に関わる。人や物の境界をつくり物事をはっきりさせる。戦いに関わる。
左脳が障害→失語症。
右脳
今ある空間、美、現在を扱い、「量（エネルギー）」「調和」に関わる。境界をなくし、一体化する。幸福感あり。
右脳が障害→注意力が落ちる。

扁桃体、報酬系と帯状回、小脳、視床下部の話

報酬系や扁桃体に突き動かされると、脳全体が働かないので必ずどこかで失敗します。

それをコントロールして、長期的な視点で脳全体を働かせようとするのが、帯状回、小脳、視床下部です。

ミスター左脳「統合医療はこれからの医療に大きく貢献するとのことですが、では、なぜ今の大半の病院は、西洋医療だけやっているのでしょう。それは、エビデンスがないことはやらないという科学的な考え方を重んじるところからきているのでしょうか？」

ドクターブレイン「私もエビデンスを否定する気はありません。エビデンスのしっかりした標準治療は、副作用が出ない限りできるだけやるべきだと思います。しかし、それだけでは、厳しい悪性腫瘍の患者さんは治らないということです」

ミセス右脳「治る可能性が低い病気がある時に、**西洋医療の標準治療だけやってよしとするのか、治る可能性があるのであれば東洋医療もとりいれようとする気があるかどうかで**すね。なにかそれも『左脳右脳』問題と同じで、左脳を重んじる人は前者になりそうだし、右脳を重んじる人は後者になりそうな気がします」

ドクターブレイン「いいところをついていますね。実は看護でもそのような問題が起こっているようなのです。看護師の現場に約60年関わってきた看護学の第一人者といっていい川嶋みどり先生がおっしゃっていましたが、今の看護師は、パソコンに向いて看護計画を入れていることが多くて、患者さんの身体を触れることが少なくなったそうです。彼女は『手当』と言っていますが、**手を当てて体を暖かいタオルで拭いたりすることが患者さん**

の症状をよくすることを若い頃から経験しており、そのような右脳的な、言葉ではない看護師と患者さんのコミュニケーションが、昔に比べて極端に減っていることを嘆いていま す。これも『左脳右脳』問題で、**かつては右脳主体で看護をしていたのが、今は左脳主体で看護をしている**といってもいいでしょう」

ミスター左脳「なぜそうなったのでしょうか？」

ドクターブレイン「やはり保険点数の問題です。傷の消毒や縫合は保険点数がつきますが、手当では保険点数がつかないのでお金にならないのです。今の病院は赤字のところが多く、病院の運転資金を出すためにはお金にこだわらざるをえません」

ミセス右脳「それって庶民の感情から見れば、矛盾している気がします。我々は治してほしいから病院に行くわけで、それを保険点数の高いことしかやらなければ、治る可能性は下がるのではないでしょうか？」

ミスター左脳「妻の言うとおりで、**左脳的な西洋医療だけではなく右脳的な手当もやって治していただければ、医療費はどんどん下がり、庶民の幸せにもつながる**のではないかと思うのですが、いかがですか？」

ドクターブレイン「医療は難しい面があります。病院を維持するにはお金が必要なので、どうしてもお金にならないことで治す方向にはいかないのです。それを解決するには、左脳右脳的な視点のみならず、脳の真ん中で重要な役割を果たしている**扁桃体、報酬系と帯状回、小脳、視床下部の関係を知る**必要があります」

ミスター左脳「扁桃体、報酬系と帯状回、小脳、視床下部の関係ですか。それは初めて聞きました」

ドクターブレイン「私は覚醒下手術に15年来取り組んできて、様々な脳の機能に関する知見を得ました。その知見と人間の生き方との関係を考察して、様々な本を過去に出版してきました。そこでたどり着いた結論が、先ほどまでのべてきた大脳新皮質にある『左脳右脳』問題と、大脳辺縁系にある扁桃体、報酬系と帯状回、小脳、視床下部に関わる問題です。まず、扁桃体と報酬系についてお話しします。私が覚醒下手術をやってきて驚いたのは、側頭葉の内側にある扁桃体の機能がいかに脳の中で重要であるかということです。たとえば、脳の手術中に左の扁桃体に近づくと突然怒鳴りだしたりして、患者さんが攻撃的になります。一方、右の扁桃体に近づくと、眠くなったりして逃避的になるのです。これは、脳科学的にもいわれており、ストレスがあると、左の扁桃体は攻撃的になり、右の扁桃体は逃避的になるようです」

ミスター左脳「ストレスとは敵と同じでしょうから、戦うか逃げるかしかないのでしょうが、それに扁桃体が大きな役割を果たしているわけですね」

ミセス右脳「たしかに、ストレスがあるとすぐにキレる人と逃げる人がいますが、それは扁桃体のなせるわざだったんですね」

ドクターブレイン「そのとおりです。**左脳が優位な人はストレスがあると攻撃的になり、右脳が優位な人は逆に逃避的になる**ということです。私は覚醒下手術でそのことを学びました。一方、報酬系は**ドーパミン**に関わっている部位で、快楽に関わるところです」

ミスター左脳「恋愛が3年しかもたないのはドーパミンのせいだと読んだことがありますが、報酬系には長期的な視点がないのでしょうね」

ドクターブレイン「そこがポイントです。報酬系と扁桃体は、それぞれが好きと嫌いに関わっています。好き嫌いというのは、衝動的です。突然雷に打たれたように恋愛が始まったり、突然嫌いな人に怒りがこみあげてくるのは、それぞれ報酬系と扁桃体が関わっているのです。また、**『飲む（酒）・打つ（ギャンブル）・買う（性欲）』は、すべて報酬系**が関わっています。これらの部位の特徴は、強いエネルギーは出るものの、長続きはしないということです」

この先に気持ちのいいことがあるのではないかと感じた時に脳内で出る神経伝達物質です。運動調節、ホルモン調節、快の感情、意欲、学習などに関わっています。

ミセス右脳「たしかに最近のワイドショーをにぎわしている事件は、すべて報酬系と扁桃体と関わっているといっても過言ではないのでしょうね。あまりにも後先を考えていないのでいつも驚くのですが、報酬系や扁桃体の持つ衝動的なエネルギーが動かすので、制御できないのでしょうね」

ドクターブレイン「そこが大事なポイントです。**報酬系や扁桃体に突き動かされると、脳全体が働かないので必ずどこかで失敗します。それをコントロールして、長期的な視点で脳全体を働かせようとするのが、帯状回、小脳、視床下部です。**まず、帯状回についてお話しします」

ミスター左脳「帯状回は、大脳辺縁系と大脳新皮質の境目にある部位ですね。アルツハイマー病の初期に、その後ろの部分の機能が低下することが多いと読んだことがあります」

ドクターブレイン「さすがですね。そのとおりです。アルツハイマー病は、最初に帯状回の後ろの部分の血流が落ちます。そこは、自分をモニターしている場所です。つまり、自分がいつどこで何をしているのかの情報を四六時中集めているのです。この部位の機能が落ちると、突然自分がどこにいるのか、今何時なのか、何をしていたのかがわからなくなります。これではまともな日常生活を送ることが不可能になります。また、帯状回の前の部分は、先ほど出てきた扁桃体や報酬系をコントロールして、社会的に見て正しいことを、我慢したり、やる気を出して行う部位になります。扁桃体や報酬系は、たとえそれが正しくても、それを行うことが大変であれば、それを避けて楽なほうに行こうとします。それをコントロールするのが帯状回の前の部分です」

ミセス右脳「最近の子供はこらえ性がなくなってきているといわれます。昔テレビドラマであった『おしん』は、まさしく帯状回の前の部分が、しっかりと扁桃体や報酬系をコントロールしていたんでしょうね」

ドクターブレイン「おっしゃるとおりです。**足を地に付けて社会の中で立派に生きていくには、帯状回が大きな役割**を果たしています。そして、そのためには幼い頃からの教育が必要です。戦前まで、もっといえば江戸時代の武士は、『論語』などのどう生きるかといった人間学に関する教育を幼い頃から行ってきました。それは、**ストレスを乗り越えて立派に生きるための考え方の型を小脳に入れる教育法**です」

ミスター左脳「小脳に考え方の型を入れるのですか。小脳には運動の型、たとえば自転車の乗り方みたいなものが入ると教科書で読んだ記憶があります。小脳には、運動だけではなくて、考え方の型まで入るのですね」

会津藩では同じ町に住む６歳から９歳の藩士の子供で「什」と呼ばれる10人前後のグループを作らせ、年長者が什長となり毎日誰か一人の家に集まりお話をしました。年長者の言ふことに背いてはなりませぬ、虚言を言ふ事はなりませぬ、卑怯な振舞をしてはなりませぬ、弱い者をいぢめてはなりませぬ、といった内容で、最後に「ならぬことはならぬものです」と、厳格に教戒しました。

ドクターブレイン「日常生活のほとんどは実は小脳がやっています。最初に新しいことをする時は大脳が関わるのですが、しばらくするとすべて小脳がとってかわります。小脳はご存知のとおり、大脳よりはるかに小さいのですが、細胞数は小脳のほうが断然多いのです。最近の研究では、**小脳には運動だけではなく、考え方や情動の型まで入る**といわれています。そのため、いい考え方、生き方の型を、子供の頃に小脳に入れておけば、その後の人生で岐路にたった時に判断を誤らないのです」

ミセス右脳「それはわかります。先生のおっしゃった武士の話で、昔テレビで会津藩の

『什の掟』

というのを見たことがあります。うそをつくな、とかきわめてあたりまえの言葉を子供たちが復唱していたのが印象に残りましたが、その掟のとおりに生きれば立派な人生を歩むことができるのは、その人たちが戊辰戦争で厳しい目にあいながら、その後立派な人生を送ったことをみても、納得できる話です」

ドクターブレイン「おっしゃるとおりで、東大ではじめて日本人の教授になったのが、白虎隊の生き残りの山川健次郎でした。彼は東大をはじめ多くの大学で総長をしましたが、彼の孫弟子がノーベル賞をとった湯川秀樹と朝永振一郎であることをみても、彼がいかに教育者として優れていたかがわかります」

ミスター左脳「会津藩は戊辰戦争の時、不幸な経緯で賊軍になり、その後大変なめにあったと思いますが、その中でそこまでいくのは、ちゃんとした生き方を幼い頃からしっかりと身に付けたことが役立ったことは間違いないでしょう。逆境にあってこそ、ちゃんとした生き方を学んだことが役立つのですね」

ドクターブレイン「おっしゃるとおりです。このように江戸時代の日本では、幼い頃から生きていくのに指針となる『論語』などの『四書五経』を**素読**させ、徹底して小脳に覚えこませました。そうすると**人生の岐路にたった時に、自然と小脳に蓄積された素読の言葉がよみがえってきて、まともな判断ができる**ようになります。戦前の学校では生徒に**『教育勅語』**を暗記させていましたが、これもそういう意味では小脳に型を入れる教育法だったのでしょう。これらは日本だけのことではなく、フランスでも美しい詩を子供の頃に暗唱させ、美意識を養っているようです」

ミスター左脳「そういえば最近新聞で読んだ記事でこんなものがありました。かいつまんでいいますと、約3万年前に絶滅したネアンデルタール人の脳を調べると、初期の現生人類（ホモ・サピエンス）よりも小脳が小さかったそうです。この小脳の大きさの差が、ネアンデルタール人が絶滅し、現生人類が栄えている原因の可能性があるとのことです。つ

古典や名文などを題材にして、内容を理解するのは二の次として、ただ声を出して読むという学習法です。

まり、**小脳が大きいほど記憶や言語の能力に優れ、複雑な思考が可能になり、環境への適応能力が上がった**のではないかと推測しているようです。これは小脳がいかに脳全体を働かせるために大事かのひとつの証拠になりそうですね。ところで、最後に視床下部の機能について教えてください。たしか、視床下部は自律神経の中枢であり、ホルモンの中枢でもあるんですよね？」

ドクターブレイン「そのとおりです。視床下部は脳の中でもきわめて重要な部位です。それは、私が覚醒下手術をした経験からはっきりとわかりました。視床下部を圧迫して発育する頭蓋咽頭腫《ずがいいんとうしゅ》という脳腫瘍の覚醒下手術を何例か行いましたが、すべての症例において、摘出する時に視床下部に近づくと、視床下部をほんのちょっと押しただけで患者さんが急激に眠くなり、意識がなくなるのです。私は、ほぼあらゆる脳の部位に対して覚醒下手術を行ってきましたが、このような部位は他にはありません。これは、**視床下部が人間の意識と大きく関わっている**ことを示唆しています。視床下部には、人間が覚醒するための中枢があるといわれており、その機能が落ちるとナルコレプシーのような、何かやっていて突然眠気に襲われ眠ってしまう病気になります」

ミセス右脳「私はストレスを感じると急に眠くなることがあるのですが、それも視床下部

戦前の学校教育の指針となったものです。実学ばかり重んじられる風潮を憂慮した明治天皇が「徳育」の重要性を説いたもので、「親を大切に」、「兄弟仲良く」、「夫婦は仲睦まじく」、「友達は信じ合い」など、孝行、友愛、謙遜、博愛など12の徳目が書かれています。

が関係しているのでしょうか？」

ドクターブレイン「おそらくストレスで気持ちが逃げると、視床下部の血流を落とすのかもしれません。そして脳は、アセチルコリンなどの神経伝達物質のみで働いているだけではなく、電磁波のような波動でも働いていることが最近わかってきています。これは私の推測ですが、視床下部がしっかり働くことで維持している意識は、神経伝達物質というより、波動的な要素が強いのではないかということです。意識を維持している視床下部の機能が神経伝達物質の働きだけだとすると、ほんのちょっと押すだけでその物質が瞬時に脳全体で減って機能を落とす、つまり意識がなくなることになるわけですが、物質が瞬時に動いて脳全体の機能を落とすことは想像しにくいし、実際そのような神経伝達物質は見つかっておりません。むしろ、**意識は視床下部が中心になり、脳全体にある種の波動を及ぼす**ことで保っており、手術でちょっと押すことで視床下部の機能が落ち、その波動が乱れるため瞬時に意識が落ちると考えるほうが自然かと私は考えています」

ミスター左脳「たしかに、急激に意識が落ちるということは、脳全体が瞬時に同調して機能が落ちるわけですから、波動的な要素のほうが感覚的には説明しやすい気がします。意識のみならず、視床下部は、ストレスに対応してホルモンを出したり、自律神経を調節す

幕末の長州藩士で教育家であり思想家。私塾「松下村塾」で高杉晋作や伊藤博文など明治維新に活躍する多くの志士を育てました。黒船に乗り込み渡米を企てましたが失敗して幽囚され、後に安政の大獄に連座して30歳で斬首されました。

る大元の部位ですから、人間がストレスを乗り越えて生きていくのに一番大事で中心的な部位かもしれませんね。幸福感に関わるエンドルフィンや愛情に関わるオキシトシンも視床下部から分泌されるわけですから、人間が楽しく幸せに生きるために中心的な役割を果たすのも、視床下部といってもいいのでしょうね」

ミセス右脳「ストレスから逃げずに意識をしっかり持ち、ストレスを乗り越え楽しく幸せに生きるのは、一番いい生き方のように私は感じますが、それに中心的な役割を果たすのが視床下部とすると、本当に大事な部位なんですね」

ドクターブレイン「私も同感です。そういう意味で、これも私の仮説ですが、**視床下部に魂が入っている**と私は考えています。歴史的な話をしますと、魂のレベルが高いと私が感じている**吉田松陰**は、ストレスにも極めて強く、死ぬまで明るく前向きに生きました。視床下部の働きが、人並み外れて優れていたのでしょうね」

ミセス右脳「**人生を生きる目的は、自分の魂を磨くこと**だとよくいわれますが、それは視床下部を鍛えてストレスに強くなり、楽しく幸せに生きることかもしれませんね」

ドクターブレイン「私もそのように考えています」

●脳の4分類

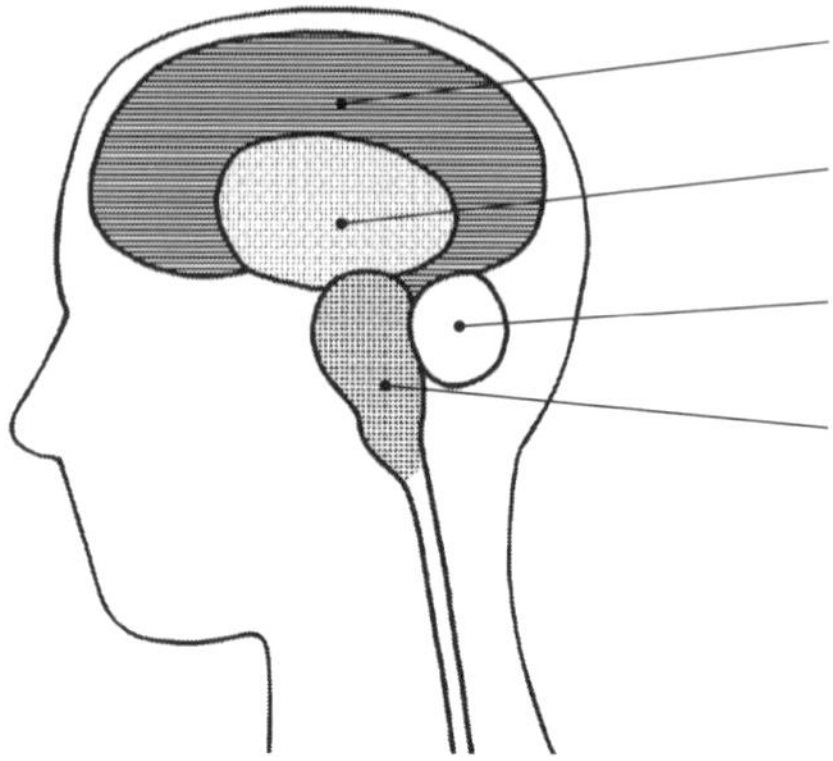
大脳新皮質（人間脳）
大脳辺縁系（動物脳）
小脳
脳幹

●大脳新皮質

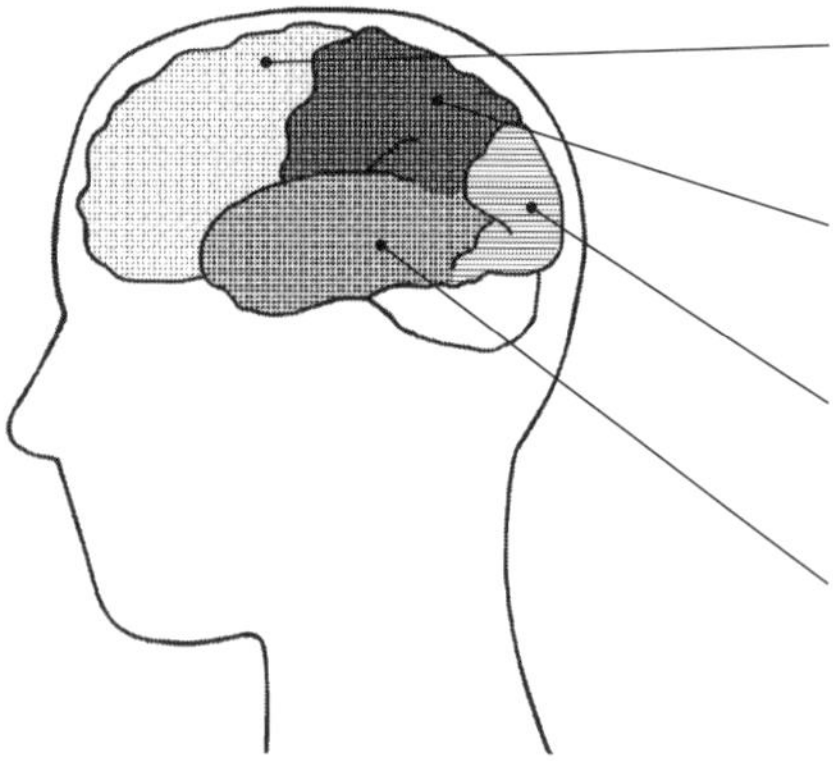
前頭葉
運動等に関わる機能がある
頭頂葉
感覚等に関わる機能がある
後頭葉
視覚等に関わる機能がある
側頭葉
聴覚等に関わる機能がある

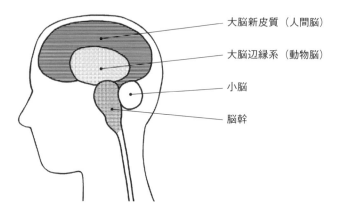

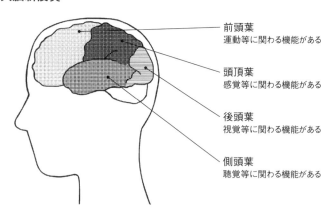

●大脳辺縁系

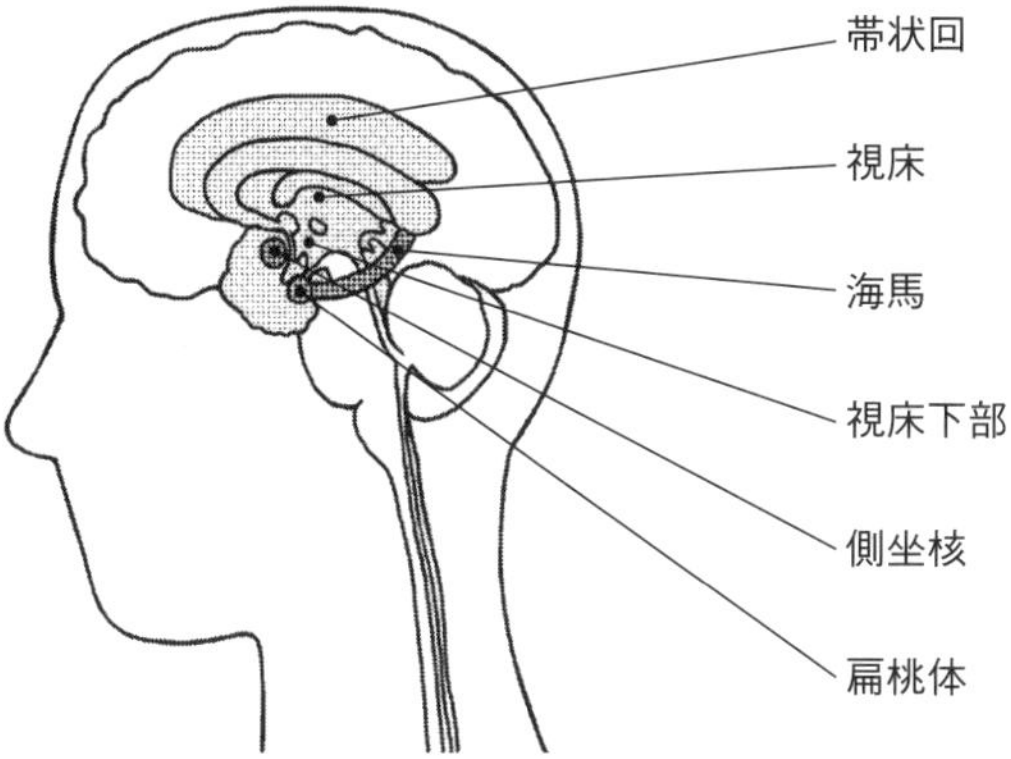

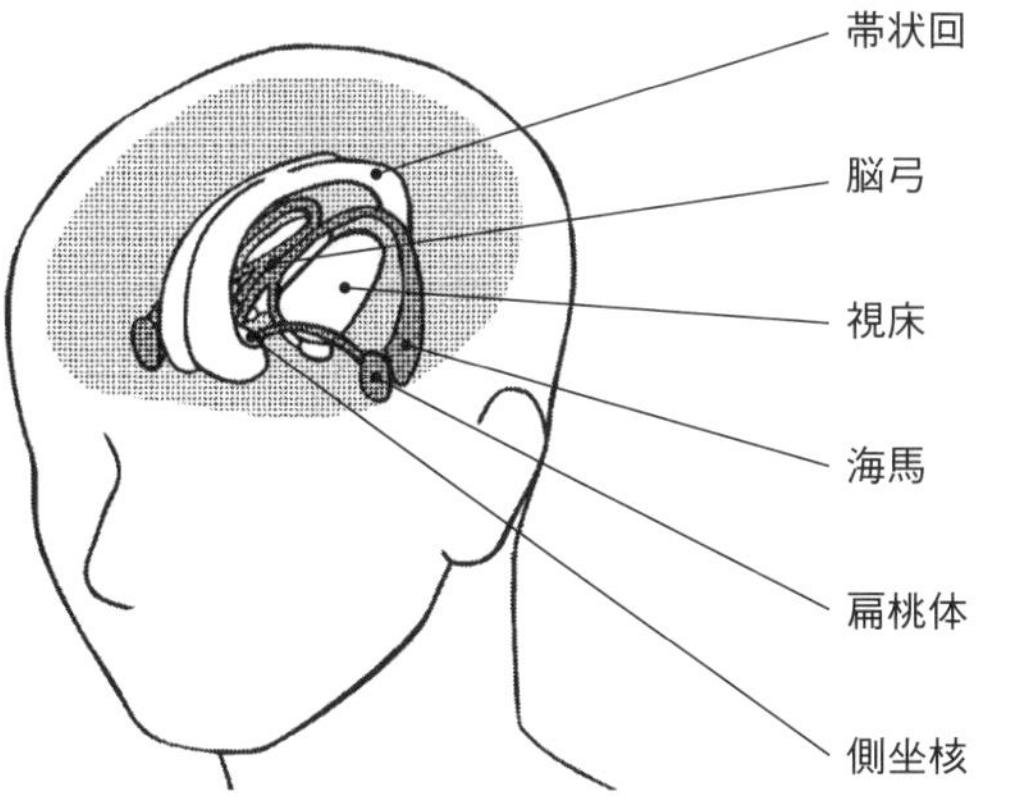

生活習慣病の話

脳からいうと、扁桃体や報酬系の短期的なエネルギーを、視床下部の長期的なエネルギーに転化していくのが、病気を予防する大事な要素のひとつかもしれません。

ドクターブレイン「では、今までのべてきた扁桃体、報酬系と帯状回、小脳、視床下部の関係をもう一度整理してみます。**扁桃体や報酬系は好き嫌いと関わっており、ものすごいエネルギーが出ますが、衝動的で短絡的な見方しかできません。それをコントロールするのが、帯状回、小脳、視床下部なのです。**帯状回は、その衝動に振り回されないように冷静に我慢することで、小脳はその衝動に振り回されない考え方、情動の型を持つことで、視床下部はその衝動に振り回されないような長期的な視点の楽しみを持つことで、短絡的な反応しかしない扁桃体や報酬系をコントロールします。特に視床下部がレベル高く働くと、扁桃体や報酬系の短絡的なエネルギーをむしろプラスに転化します。怒りや恐れのエネルギーが脳の機能を落とすのではなく、脳の機能をよりよく働かせる方向に作用します。それがまさしく、先ほど述べた吉田松陰の人生でした。吉田松陰の脳の使い方については『逆境をプラスに変える吉田松陰の究極脳』という本に詳しく書いています」

ミセス左脳「先ほどの『左脳右脳』問題は、脳の外側にある大脳新皮質（人間脳）のことで、今回の『扁桃体、報酬系vs帯状回、小脳、視床下部』問題は、脳の内側の大脳辺縁系（動物脳）の問題といってもいいでしょうね。それらが今の社会の問題点の本質になるわけですね？」

ドクターブレイン「そのとおりです。では、その『扁桃体、報酬系vs帯状回、小脳、視床下部』問題の視点で、私の関わっている医療に関しておふたりと議論をしたいと思います。先ほど、『左脳右脳』問題から見た医療のお話をしました。今の医療は左脳に傾いており、左脳は数字を扱う脳なので、保険点数のつかないことはやらない傾向になっていることが医療費を上げている一因だという結論でした。もうひとつ医療費を上げている大きな原因が、この『扁桃体、報酬系vs帯状回、小脳、視床下部』問題です。癌、心臓病、認知症などの生活習慣病が右肩上がりに増えているのが、医療費を押し上げている大きな原因ですが、その**生活習慣病の大きな原因が、扁桃体や報酬系をコントロールできていないことなのです**」

ミスター左脳「そうなんですか。それは初めて聞きました」

ミセス右脳「なんとなく感覚としてわかります。扁桃体や報酬系の衝動をコントロールできない人が病気になりやすい印象があります。報酬系が関わっているお酒も、コントロールできないくらい飲むといろいろな病気になりますものね」

ミスター左脳「それはそうかもしれませんが、最先端の科学では遺伝子が癌に関わっているといっているし、そこまで脳の使い方が関わっているとは思いませんでした」

ミセス右脳「生活習慣病は、ストレスが大きな原因だと聞いたことがあります。そのストレスに過剰反応して、脳が正常に働くための足をひっぱっているのが扁桃体や報酬系であるならば、何か関係がありそうですね」

ドクターブレイン「おっしゃるとおりです。**生活習慣病の大きな原因はストレス**です。今や死因の第1位となった癌も、8か月から18か月前に大きなストレスを受けると癌になるという説もあります。ただし、**ストレスで生活習慣病になるのではなくて、ストレスにより扁桃体や報酬系が過剰反応してコントロールできなくなると、病気になる**のです。先ほどお話ししたとおり、帯状回、小脳、視床下部がしっかりそれらをコントロールしていると、ストレスがむしろ脳にプラスに働き、病気になりません。そう意味では、**ストレスというのは脳を成長させ健康になるのに大事なのです。問題はそのような脳の使い方ができるような教育を受けてきたか**です」

ミセス右脳「たしかに今、日本人の寿命は延びましたが、80歳以上の高齢者の方々は戦争でつらい思いをしてきたわけで、むしろそれが寿命を延ばすのにプラスに働いた面もあるのでしょうね」

ミスター左脳「しかし、扁桃体や報酬系をコントロールできないと生活習慣病になりやすい大元の原因はどう考えればいいのでしょうか？」

ドクターブレイン「大きな原因は、**自律神経**の問題です。怒りや不安が強いと眠れないことはよく経験するかと思います。人間は、日中は交感神経が優位になり活動し、夜は副交感神経が優位になり休息し、睡眠をとります。休息する時に、消化管が活動して栄養を吸収したり、夜ぐっすりと眠ることで疲労を回復し、次の日の活動に備えるわけです。**扁桃体がコントロールできないと、その怒りや不安が強くて自律神経のリズムがくずれ、副交感神経が夜に働かず、不眠等で十分な休息がとれない**ため、翌日、脳や身体の血流が低下します。そうすると、生活習慣病になりやすいのです」

ミセス右脳「血流が低下すると、身体の臓器に酸素や栄養がいかないので、病気になるのですね」

ドクターブレイン「そのとおりです。**脳や体がちゃんと活動するには、血流が豊富にあることが必須**です。それが少なくなると、免疫力が落ち、癌などの悪い細胞が増殖することになります」

ミスター左脳「それと遺伝はどのような関係があるのでしょうか？」

ドクターブレイン「遺伝子は、スイッチが入らないとたんぱく質をつくりません。私が考

自律神経には、交感神経（起きている時の神経・緊張している時の神経）と副交感神経（寝ている時の神経・リラックスしている時の神経）があります。この２つは、１つの器官に対して互いに相反する働きをしています。

えるに、血流が落ちて環境が悪くなると、異常たんぱく質をつくるような、癌を引き起こす遺伝子にスイッチが入りやすいのでしょう」

ミセス右脳「たしかに、癌を治す遺伝子にスイッチを入れることをイメージして癌を治した人の『「ありがとう」100万回の奇跡』（工藤房美著・風雲社）という本を昔読んだことがあります。〝ありがとう〟を何万回も言い続けて癌を治した人の話です」

ドクターブレイン「**サイモントン療法**と似た話ですね。この治療法も、心の持ちよう、つまり脳の使い方が癌の治療に大事であることを示しています」

ミスター左脳「扁桃体が、怒りや不安と関わっているとお聞きしました。怒りや不安が強ければ、たしかに眠れなくなり血流が落ちる気がしますが、報酬系の快感もやはり病気につながるのでしょうか」

ドクターブレイン「これも程度問題です。お酒も適度であればむしろ健康にプラスになるという報告もありますが、この**ドーパミン系は適度で終わらない**ことが問題です。私も人のことはいえませんが、適量で終わることは非常に難しいことを感じます。大量に飲酒すると、様々な病気を引き起こします。麻薬中毒もドーパミンが引き起こしています」

ミスター左脳「では先ほどの恋愛はいかがでしょうか。〝命短し恋せよ乙女〟という言葉

米国の放射線腫瘍医で心理社会腫瘍医であるカール・サイモントン博士により開発された心理療法です。博士は1960年代に心理的介入が癌治療や治癒に影響を及ぼすことを認識し、この療法の基盤を創りあげました。

もあるとおり、恋をすることは人生の花のようにも思いますが」

ドクターブレイン「それはそのとおりです。しかし、恋愛は3年しかもたないというように、恋は盲目で、結婚すると次第に後悔してストレスになることが多々あります。子孫をつくるには盲目になることも大事ですが、脳を使うという意味では、次第にマイナスになっていきます。最近の様々なワイドショーをにぎわしている事件を見ると、ドーパミンに振り回された不適切な男女関係が露呈して社会的な地位を失う人も多く、これも大きなストレスになります。ドーパミンで結婚するにしても、それをオキシトシンのような、より長期に働く愛情にスイッチするほうがいいのかもしれません。もちろんいうほど簡単ではありませんが」

ミスター左脳「フランスの作家の言葉で、〝判断力が足りなくて結婚し、忍耐力が足りなくて離婚し、記憶力が足りなくて再婚する〟という言葉がありますが、これはやはりドーパミンのなせるわざなんでしょうね」

ミセス右脳「私と結婚したのも判断力が足りなかったせいで、今は忍耐しているわけね」

ミスター左脳「いやこれはあくまで一般論で、左脳が主体の人はこのような皮肉なことを言いたがるのです（苦笑）」

ドクターブレイン「結婚も、魂を磨く修行だという人もいます。そういう意味では一度はしたほうがいいのかもしれません。それはともかく、**ドーパミンはどうしてももっと出したくなるという性質があるので、欲望におぼれやすく、病気になりやすい**のでしょうね。ストレスを感じると甘いものが欲しくなるのも、甘いものは決して体にいいわけではないので、同じ図式になります」

ミスター左脳「同じストレスでもプラスになる人とマイナスになる人がいるとおっしゃいましたが、もしかしたら**自分の得になることばっかり考えているとマイナスになり、社会に役立つようなことを考えている人はプラスになる**のかもしれませんね」

ドクターブレイン「おっしゃるとおりです。扁桃体や報酬系は、自分を守るためだけにあるので、自分のことしか考えていないことが多いのです。ただし、扁桃体や報酬系が衝動的でエネルギーがあるのは、短絡的であるという欠点はありますが、強い瞬発力でもって自分を守るという利点があり、これらの部位が活発に働くことは生きていくうえで大事です。扁桃体が働かないと、自分の身に降りかかりそうな危険を敏感に察知することができません。ただし、扁桃体が働きすぎでパニックになったりすると、正常の判断力を失います。扁桃体や報酬系のいいところと悪いところがわかっていれば、扁桃体や報酬系のエネルギーだけいただいて、それにとらわれずに生きていけばいいわけです。先ほどから出てきた恋愛も、相手にとらわれずにそこから派生するエネルギーを公のために使えば、こんなに素晴らしいことはありません」

ミセス右脳「なるほど、扁桃体や報酬系が病気の元であるという意味は、それにとらわれるから起こるわけですね。そのエネルギーをいただき、長期的に使える方向にもっていけば、こんなにいいことはないでしょうね。これを悟りというのかもしれません」

ドクターブレイン「脳からいうと、**扁桃体や報酬系の短期的なエネルギーを、視床下部の長期的なエネルギーに転化していくのが、病気を予防する大事な要素**のひとつかもしれません」

ミスター左脳「下世話なことをいうと、あの子がいいなと好感を持っても、それにこだわるのではなくて、そのエネルギーを心の張りにして、社会をよくするエネルギーにもっていくことが大事なんですね」

ドクターブレイン「歴史を変えた吉田松陰や**大村益次郎**も、そのような脳の使い方をしていたように私は感じます」

幕末の長州藩士。もともと蘭学医でしたが兵学者となり長州征討や戊辰戦争で長州藩士を指揮し勝利に導きました。日本陸軍の創始者として靖国神社に銅像が建てられています。

扁桃体や報酬系が主体な人の話

扁桃体や報酬系が主体の人は
脳全体が使えないため、判断が悪かったり、
最初は多少技術が進歩しますが、反省がないのですぐに
慢心して技術は落ちていきます。

ドクターブレイン「さて、医療費を上げることに関わっている扁桃体や報酬系の問題点の2つめは、医者を含めて医療従事者がそれにとらわれていることです。それが実は、『既得権益』という、どの世界でも問題になっているものにもつながっていきます」

ミセス右脳「少し前にワイドショーをにぎわしたスポーツの世界の問題も、おそらく扁桃体や報酬系からきているのでしょうね。特に格闘技系のアメリカンフットボール、レスリング、相撲などがワイドショーによく取りあげられるのは、下手すると命に関わることもあるので、そのため**扁桃体や報酬系が強いストレスを受けて活性化している人が多い**ことも関係しているように思います」

ドクターブレイン「それは鋭い視点です。**扁桃体や報酬系は短期的な力は出やすい**ので、スポーツなどでもそれだけを刺激してそのエネルギーを利用しがちになりますが、それは**長期的に見ると個人だけではなくチームも負ける**ことにつながります。なぜならば、冷静に戦えないからです。それらに共通するのは、上に立つ者が下の者を自分の言うとおりに動かそうと、理不尽なプレッシャーをかけて扁桃体を強く刺激し、パニックに陥らせて自分の思いどおりに操ろうとしているやり方であり、やり方はやくざと変わりません」

ミセス右脳「スポーツの指導の仕方がやくざと一緒ですか……」

ドクターブレイン「私は思うのですが、厳しい言い方をすると、スポーツというのは我々のたずさわっている医療と違い、それ自体では人の役にはたっていません。スポーツの本当の意義は、学生であればスポーツをやることで脳の使い方が向上するとか、プロであればファンの人たちの脳の使い方にプラスになる、たとえばファンを感動させ、日ごろのストレスを忘れさせることが求められると思います。つまり、スポーツは勝ち負けがありますので、**どうしても扁桃体や報酬系のみが活性化しがちですが、それをコントロールすることが動物と違う人間らしさを見せることであり、周囲に感動を与える**のです。たとえば、双葉山という『相撲道』を追求し、いまだに連勝記録を持っている名力士がいました。彼が目指したのは、『**木鶏**《もっけい》』、つまり勝ち負けに心を左右されずに平常心で相撲に臨み、結果として勝つことでした。今の勝ち負けのみにこだわる相撲は、貴乃花が言ったように相撲道ではないのです。そして、彼の相撲に対する姿勢が感動を呼び、我々の生き方の参考になるわけです」

『木鶏』とは木製のニワトリのことで、少しも動じない最強の闘鶏のこと。強さを秘め、敵に対してまったく動じないことのたとえとして使われます。

ミスター左脳「ぶっちゃけたことをいいますと、先生の属している医学界も私の属している会社も、いうなれば右脳がかった『扁桃体・報酬系』組織といってもいいと思うのです。その組織の中にいる一部の人たちの利益になることのみが正しくて、左脳的な世間一般に通用する理屈がその組織の中では通用しない、つまり**組織を牛耳っている一部の人たちの報酬系を満たし、そのトップが扁桃体の恐怖で下を支配している**のが現状のような、少し言い過ぎかもしれませんが大なり小なりそういう面がある気がします。ワイドショーをにぎわしてきた組織、たとえば日大のアメフト部などはまさしくそのような図式でした。欧米でも扁桃体や報酬系が主体になっている組織が増えたように思いますが、日本は右脳に傾いているので、一部の人たちの人間関係だけで物事を決めている、そのため世間一般には通用しない理屈が、組織内で蔓延していくことにつながっていると私は感じています」

ドクターブレイン「**今はどの組織でも、右脳がかった『扁桃体・報酬系』組織になっている**というミスター左脳さんのご指摘は、私も常々感じていることですし、特に左脳が発達している人は、このような組織には嫌悪感があるのは理解できます」

ミセス右脳「男性の社会は、意外とその傾向があるのではないでしょうか。今の男の人のほうが、女性よりも組織の中にいることで安心感を持ち、唯々諾々と上司の言うことに従っているように私は感じます。女性は意外とそのあたりを冷静に見ていますよ」

ドクターブレイン「女性は子供を育てて次の世代をよくしようという感覚がありますので、その見地から組織を眺めると、右脳がかった『扁桃体・報酬系』組織ではだめだと感じているのでしょう。私は、先ほど出た日大のアメフト部の件を見ても、情報が世間に出ることのみが、そのような閉鎖的な組織をよくする唯一の手段のように感じています。今はインターネットが発達して一気に情報が広がるので、理屈が通用しない組織を変える引き金になるのは、情報が一般の人に出るかどうかにかかっているように思います」

ミセス右脳「しかし、その情報が正しいかどうか評価するのは、我々素人には至難の業だと思います」

ドクターブレイン「おっしゃるとおりです。特に医療の情報は高度で複雑なので、評価が一番難しい情報といってもいいでしょう。しかし、素人でもわかる情報があります。それは脳からの評価です。先ほどお話ししましたように、**扁桃体や報酬系が主体で脳を使っている医者や医療従事者はまず信用できません**」

ミスター左脳「それはどうやったらわかるのでしょう。会った瞬間にわかればいいのですが……」

ドクターブレイン「論語にこういう言葉があります。〝其の以ってする所を視、其の由る所を観、其の安んずる所を察すれば、人焉《いずく》んぞ廋《かく》さんや。人焉んぞ廋さんや〟（瀬戸謙介師範訳：その人の行動を注視し、なぜそのような行動を取ったのかを観察し、その行動目的、結果を調べたなら、本性を隠そうとしても隠しおおせるものではない。心の底まで見抜けますよ）。つまり、**行動をじっと観察すれば、その大元の脳の使い方が扁桃体や報酬系が主体なのかそうでないのかはわかる**ということです。扁桃体は不安や怒りが行動のベースにあり、報酬系は何をするにも報酬がないとやろうとしません。両者とも、何かぎらぎらした感じを顔つきや行動に与えます。医者であれば、同僚や患者さんの評判を聞けば、どういう人間かすぐにわかります。波動を感じやすい人が見れば、その人の魂のレベルがわかります」

ミセス右脳「医は算術と思っている医者とか、有力者にくっついて出世したがっている医者とか、とにかく症例をこなして腕を上げたいという医者はだめだということですね。理想的な医者は、〝できるだけ予防医療をやって病気にならないように周囲の人を啓蒙するが、病気になった人に対しては最高の技術で治す〟、そんな医者がいれば最高ですね」

ミスター左脳「それは、理屈からいうと無理な話じゃないかなあ。だって、予防医療で患者が減ると、収入が減って困るのは医者だし、患者が減ると技術も上がらないんじゃないのかなあ」

ドクターブレイン「この議論は、医療の本質をついている話だと私は思います。医療は様々な機械や薬を使うので、お金がかかるのは事実です。しかし、そこに報酬系が入って、金儲けをして贅沢をしたいとかいう気持ちが入ると、それはまともな医療にはならないと私は考えています。報酬系を主体に使うと、必ずいらない薬を投与したり、いらない手術をするようになります。**医療は報酬系でやるものではなくて、自分を律する帯状回や、まともな考え方の入っている小脳や、次の世代のために喜んで働く視床下部でやるもの**でしょう。そうすると医療は、次の世代のための医療が発展するための必要経費のみで十分だと思います」

ミスター左脳「私もそのような医者にかかりたいと思います。医療の必要経費だけを収入として求めるであれば、予防医療で医療が縮小しても何の問題もないわけですね。医者の数も減り、医療費も劇的に下がるでしょうね。しかしそうなると、難しい症例を高い技術で手術したりできるのでしょうか。技術を上げるには、やはり数をやらなければなりませんからね」

ドクターブレイン「私は脳外科医ですが、そのような面はたしかにあるかとは思います。私の同業者にも、手術件数を誇っている医者が何人かいます。しかし、私はそのような人たちを全く信用していません。数を誇ること自体が、人に勝ち誇りたいという扁桃体の世界か、数をやったことを宣伝してお金を儲けたいという報酬系が作動している証拠であり、実際そのような人たちの行動は、お金儲けに走ったり、手術件数を誇って有名になろうとしているのが明白です。私が見るところ、そのような**扁桃体や報酬系で動く人たちの手術は、いくら数をこなしても例外なく結果が悪い**のです。なぜならば、何回ものべてきたとおり、扁桃体や報酬系が主体の人は脳全体が使えないため、判断が悪かったり、最初は多少技術が進歩しますが、反省がないのですぐに慢心して技術は落ちていきます。実際そのような医師を何人も見てきました。私は、手術のひとつひとつを、患者さんを治し、次の世代に医療をつなぐという真剣な気持ちでやれば、数の多少にかかわらず技術は飛躍的に進歩すると考えています」

ミセス右脳「先生は実際、世界でもやられていない、聴神経腫瘍で術後聴力を温存可能な覚醒下手術をやっていますものね。聞くところによると、全身麻酔では聴神経腫瘍は手術後まず聴力を温存できないそうですが、先生が覚醒下手術を聴神経腫瘍に応用して、世界で初めてできるようにしたそうですね」

ドクターブレイン「なぜできるようになったかといえば、とにかく手術後に患者さんの症状を悪くしたくないという気持ちで技術開発をした結果です。最近も福岡からそのような患者さんがいらっしゃいましたが、本人は手術後に顔がゆがみたくない、聴力を落としたくないと思って私のところにわざわざ来られたわけです。その患者さんの望みが手術後にかなった時に、医者は最高の幸福感を味わうわけで、決してお金持ちになったり有名になったからではないのです」

ミスター左脳「しかし、世の中は先生みたいな考え方をしている医者あまりいないのではないかと思います。それどころか、事件になった日大のアメフト部の監督のように、白い巨塔をつくって強圧的に支配している医者もいまだに多いと聞きます。先生はそれに対してどう思われますか？」

ドクターブレイン「これは厳しい質問です。医者の世界がいまだにそのようなところであることは自分の経験からよくわかっています。これを変えるには、やはり患者さんのような一般の方たちが動くしかないと思います。そのために私は『篠浦塾』をつくりました。**一般の方が医療に関して正確な情報を持ち、それを基に医者や治療法を選ぶことで医療はよくなっていく**と私は信じています」

「篠浦塾」では、良い治療法（統合医療―食、体、脳（心）からの病気の予防、および西洋医療と組み合わせた治療法）に関するセミナーを開催しています。詳しくはホームページをご覧ください。https://shinouranobusada.com/

統合医療の話

患者さんの症状が改善したり治癒するのであれば、西洋医療であろうと東洋医療であろうと関係ないと思っています。

そこで、ご希望の患者さんには西洋医療に平行して、食や運動や心の持ちよう、つまり脳の使い方をご提案することがよくあります。

ミセス右脳「私も医療は私たち庶民から変えていくしかないと感じています。昔は女性が家族の健康の面倒を見ていました。今の医者のような役割を女性が家庭で果たしていたので、子供の変化にすぐに気が付いたといいます。今は女性が外に出て仕事をし、子供と接する時間が短いことが発達障害の一因だと聞いたことがあります。これからは、私たち女性が医療に興味を持ち、できるだけ家庭に関わる時間を持ち、家族の健康に気を付けることが大事だと思います。そういう意味では、医療に関して正確な情報を発信していただく団体ができたことはありがたいです。ちゃんとした考え方で長年医療の最前線でやってきた人の情報であれば、他とは違う精度の高い情報が得られると思います」

ドクターブレイン「ありがとうございます。情報とは、それを発信する人間が信用できるかどうかにつきるので、私も精度の高い情報に一番こだわっています。しかし、医療の情報は決して簡単ではありません。私は現場の人間なので、**患者さんの症状が改善したり治癒するのであれば、西洋医療であろうと東洋医療であろうと関係ない**と思っています。そこで、ご希望の患者さんには西洋医療に平行して、食や運動や心の持ちよう、つまり脳の使い方をご提案することがよくあります。そして患者さんが、よくなることであれば何でもやって治りたいという方であれば、私の提案したことを一生懸命にやるので、結果がいいことが多いと感じています」

ミセス右脳「先生のおっしゃる『統合医療』ですね。先生がおっしゃる、よくなることであれば何でも取り入れるというのは、患者から見れば一番大事なことのような気がします。西洋医療であれ、東洋医療であれ、それぞれ利点と欠点があるわけですから、病気の最初からそれをうまく組み合わせれば結果がいいのは当たり前のように感じます」

ドクターブレイン「おっしゃるとおりで、**統合医療はこれからの医療に大きな福音になる**と感じています。膠芽腫《こうがしゅ》という、いまだに1年ちょっとで亡くなられる一番厳しい悪性脳腫瘍も、統合医療で2年以上再発がない人が何人か出ました。この方々は、私の提案した食に関すること、たとえば**『にんにく油』**などのスーパーフードを併用することを一生懸命やってきた方々です」

> 血液をサラサラにする、脳の微小循環（毛細血管の血流）を改善する、抗菌作用、抗腫瘍作用などに効果があり、認知症予防や記憶力の改善にも効果が期待できます。

ミスター左脳「なぜ統合医療がいいのか脳から説明は可能でしょうか？」

ドクターブレイン「これはいい質問です。ひとつは、最初にお話しした『左脳右脳』問題と関わりがあります。西洋医療は左脳的であり、外敵を攻撃する力に長けています。一方、東洋医療は右脳的であり、外敵との垣根をなくして、身体全体をひとつに融合する力があります。たとえば、悪性脳腫瘍のようなきわめてたちの悪い病気を治療し再発を防ぐには、左脳的な敵を徹底してやっつける治療が必要です。なぜならば、脳は頭蓋骨という限られた空間の中にあり、悪性脳腫瘍をできるだけ早く叩いて取り除かないと命取りになります。しかし、それだけでは必ず再発します。なぜならば、**西洋医療だけでは自然治癒力が弱り、手術や放射線、化学療法をしても必ずしぶとく生き残ってしまう悪性腫瘍が再増大することを防げない**からです。そのためには、治療の最初から東洋的な、自然治癒力を上げる治療を併用する必要があります。併用することで、西洋医療につきものの副作用も軽減することができます。私は、**副作用が出ない程度の西洋医療をやりながら、自然治癒力を高める東洋的な治療を徹底してやるべき**だと今は思っています。実際、それで今までにないようないい手応えを得ています」

ミセス右脳「家族が健全に発展するには、昔のような左脳的な厳格な父親と右脳的な優しい母親がいい組み合わせであるのと似ていますね。西洋医療が父親で、自然治癒力を高める東洋的な医療が母親になるわけですね。昔の日本の家庭は、父親が子供がつぶれない程度に子供の驕りを正し、母親が子供が叱られた後そのフォローをして、愛情をそそぐことで子供がまともに育ってきたのを思い出します」

ドクターブレイン「いいたとえです。そして私は**統合医療の本質は視床下部にある**と思っています。統合医療では体にいい食がベースになります。玄米菜食が基本ですが、玄米は水につけると発芽するような生命力の高い食です。菜食、つまり野菜も肉に比べて生命力が高い食になります。この後でものべますが、**生命力の高いものを食べると、それが持つ波動的なエネルギーが視床下部を元気にする**と私は考えています」

ミスター左脳「野菜のほうが肉よりも生命力が高いのですか？　逆みたいに感じますが」

ドクターブレイン「生命力というのは、『どんな逆境でも生きていく力』があるかどうかです。植物は動物と違って動けません。植物は太陽光を浴びて光合成をしているわけですが、同時に太陽を浴び続けることで活性酸素という様々な病気を引き起こすものが大量に発生しています。大量に発生した活性酸素を処理して生きていくために、かれらはいわゆる『ファイトケミカル』を持っています。ファイトケミカルは様々な種類があり、トマトのリコピンやぶどうのポリフェノールが有名です。この**活性酸素から体を守るのに大事なファイトケミカル**を動物は持っていません。動物は植物から取るしかないのです。これを見ても、植物のほうが動物に比べて生命力が強いことがわかります」

ミセス右脳「私もそう思います。昔の女性のほうが、家に嫁ぐとそこを中心に生活せざるを得ず、最初はすごく不自由だったと思いますが、その家から動けないことが彼女らの覚悟を決めさせ、次第に家の中心になっていったように思います。祖母を見ると、私なんかよりはるかに強く賢かったような気がしますが、その家から動けない不自由さが逆に強さを植え付けたように思います」

ドクターブレイン「なるほど、そういう見方もあるのですね。不自由さが逆に強さにつながるのは、私もなんとなくわかります。視床下部が鍛えられるのでしょうね」

ミスター左脳「しかし、その生命力のあるものを食べることが、なぜ病気の治療に役立つのでしょうか」

ドクターブレイン「先ほど、視床下部は波動にも関わっているのではないかとのべました。それを魂とか生命力といってもいいのかもしれません。**生命力の高いものを食べると、その高い生命力の波動が視床下部を活性化して、患者さんの生命力を上げる**のではないかと私は想像していま す」

ミセス右脳「昔から日本人が食べる前に〝いただきます〟と言うのは、生命力をいただいて自分が健康に生きていけることに感謝しているといってもいいのでしょうね」

ドクターブレイン「昔の日本人は右脳的で波動をより感じていたでしょうから、食が生命力をいただくのと同じであることが実感としてあったのでしょうね」

ミスター左脳「先生は体をよくする様々な施術も統合医療の一環としておすすめしているようですが、それは脳からいうとどうなんでしょうか？」

ドクターブレイン「私は、『へそ按腹』や『足裏リフレクソロジー』や『気療ハンド』や『オルゴール療法』を統合医療の一環としておすすめしていますが、これも視床下部が関わっていると私は考えています。たとえばへそ按腹は、端的にいうとお腹の硬いところをゆるめる治療法ですが、お腹がゆるむことでお腹の臓器が働き始めます。臓器は視床下部が副交感神経を通じて働かせているわけですが、お腹をゆるめて臓器が働きだすと、視床下部が活性化するわけです。つまり、**ストレスで交感神経主体になり弱っている視床下部の副交感神経に刺激を入れることで、視床下部を活性化する**治療といってもいいでしょう」

ミセス右脳「ストレスを感じるとお腹の筋肉が緊張することがよくありますが、それは動物がお腹の臓器を守るための原始的な反応なのでしょうね。しかし、それが続くと消化管が働かなくなり、免疫力が落ちることにつながりますね。それを改善するのがへそ按腹なんですね」

ドクターブレイン「私もそう思っています。気療ハンドは、神沢先生というよくテレビに出演して、様々な動物を、手のひらを動かしながら眠らせるという驚くようなパフォーマンスを見せる人が開発したのですが、これが病気の治療にも大変効果的なのです。この原理は、**手のひらや足の裏から波動が出て、それが相手や自分の副交感神経を刺激して、動物が眠くなったり、病気が治ったりする**ことのようです。手のひらや足の裏の波動でなぜ病気が治るのかも、やはり視床下部が関係していると私は推測しています。実際に神沢先生の手のひらから様々な波長を含んだ波動が出ているのは、東京電機大学の実験でも証明されています。そしてこの気療ハンドによる病気の治療は、神沢先生のみならず誰でもできるのです」

ミスター左脳「私も神沢先生がヒグマや虎を眠らせるのをテレビで見たことがあります。気療ハンドが、波動で動物の副交感神経を刺激するので眠くなるのでしょうが、やはり病気も過剰に交感神経が刺激され続けて起こるので、副交感神経を気療ハンドで刺激することは治療に有効なのでしょうね」

ドクターブレイン「私もそう考えています。そうすると足裏リフレクソロジーがなぜ病気に効果があるのかも似ているのかもしれません。足の裏が波動と関わっているとすると、**刺激を入れ、足の血流を改善させると、視床下部にも高い波動が伝わっていく**のが、この治療法が効果のある一因かもしれません。実はオルゴール療法もそうなんです。スイス製の性能のいいオルゴールは、20から20万ヘルツの周波数の音を出します。これは他の楽器にはない幅広い周波数なのですが、これが視床下部の血流を上げることがわかっています。これも**幅広い波動が視床下部に伝わり、それが病気を治す**ことにつながっているのでしょう」

ミセス右脳「すごいですね。病気を治すのには、やはり視床下部がそうとう重要なのですね。しかもこれらの治療は副作用がありません。昔からヨーロッパの人は調子が悪くなるとオルゴールを聞きなさいといわれていたようです。波動というのは、エビデンスがないから現代医療では無視されてきましたが、昔から結果が出ていたわけだし、最近の科学はその原理を証明するところまできたわけですね」

ドクターブレイン「何回も繰り返しますが、西洋医療も有効な治療法ですので、このような**波動を高めるような治療法とうまく組み合わせることが、これからの医療の進むべき方向**であると私は感じています」

魂の話

向こうの世界では、幸せではあるが魂は磨かれないので、肉体を与えてより高いレベルの魂を目指すような宿題をいただいたのが、
肉体を与えられたと理由だと私は解釈しています。
そして、それがうまく解決できるのは、日本人しかいないと感じています。

ミスター左脳「先生は今後の医療はどのようになっていくと考えておられますか？　たとえば、『ＡＩ』（人工知能）は今後、医療とどう関わっていくのでしょうか？」

ドクターブレイン「医療を左脳的な面と右脳的な面とわけて考えたいと思います。左脳的な面でいえば、症状を聞いて、それに対して適切な検査をして診断をつけたり、それを基に治療方針を決めたりするのは、基本的に言語で行うので左脳的といっていいでしょう。これに関しては、間違いなくＡＩがどんどん入ってくるでしょう。私の聞いた話で、こういうのが最近ありました。地方都市の中堅病院の若手医師が週末に当直をしていて、頭痛と発熱を主訴として患者さんが来ました。我々であれば、まず最初に髄膜炎を疑いますが、その若手医師は一般内科医だったので髄膜炎を疑わず、そのため適切な治療が遅れて、その患者さんが不幸にも亡くなられました。もしＡＩが診断装置としてあれば、ただ症状を入れるだけで髄膜炎がまずトップに鑑別診断として出てくるわけで、こういう悲劇は、どのような小さな病院でもＡＩが関われば防ぐことができるでしょう」

ミセス右脳「日本全体が地域差なく医療水準を保つために、早くＡＩが入ってきてほしいですね。では、右脳的な面はいかがですか？」

ドクターブレイン「右脳的な面はＡＩでは難しいと思います。右脳的なものは、以前、波動と関わっているとお話ししました。たとえば、その医師に診察を受けるとほっとして半分治ったような気がするというのは、その医師と患者のある意味、波動を介した右脳的な関係といっていいでしょう。これは原理的に、ＡＩではまず無理でしょう。ＡＩはコンピューターですので、０と１で動く左脳的なものであり、魂を持ったり波動を出すことは将来的にも難しいと思います。そういう意味では、**ＡＩが医療に入ることにより、医師を含めて医療従事者は、より右脳的な人間関係にシフト**せざるをえなくなるでしょう。私は、それはいいことだと感じています」

ミスター左脳「たしかにＡＩを使って誤診が減れば、それはいいことだと思います。しかし、診断にしても治療にしてもＡＩでは責任が取れませんから、最終的には人間が決めることかと思います。全くＡＩのいいなりになり、ＡＩに人間が支配されてしまうと、ＡＩが故障したり暴走した時にどうなるのか不安になります」

ドクターブレイン「たしかに、医療は命に関わることですから、何重にも安全なシステムをつくる必要があるでしょう。私がＡＩに期待しているのは、**これからの医療にとって一番大事なのは『情報』である**と思っているからです。たとえば、私は治療の最初から統合医療を適切に行うことが治療成績を上げるのにいいと思っていますが、これは私が経験したことの中からおすすめしているわけであり、実際のところ統合医療の組み合わせの選択肢は本当にたくさんあります。また、どの統合医療が患者さんに合うのかは、やってみないとわかりません。しかし、どの治療が合うかどうかは、できるだけ早くわかったほうが患者さんにとってはプラスになるわけです。そういう意味では、**多くの情報を入れてベストの治療をすぐに提示できるＡＩがあれば、もっともっと治療成績は上がる**でしょう」

ミセス右脳「どの病院のどの医者にかかればいいという情報はＡＩで可能でしょうか？」

ドクターブレイン「かなりの部分は可能になると思います。しかし、先ほどお話ししたとおり、医者や医療従事者と患者さんの人間関係は右脳的なものがあり、ＡＩは単に治療成績がどうしたとか数値的なことは可能でしょうが、本当の相性みたいなものはやはり難しいと思います。右脳的なことは、その人の評判とか、実際会った時の印象とかのほうが、より信頼が置けるでしょう」

ミセス右脳「極端なことをいえば、その人がどのような魂を持っていて、どのような生き方をしているかということになるのでしょうね」

ドクターブレイン「私もそれが本質のように思います。病気になった時に、よくなるために一番大事だと私が感じていることがあります。それは、患者さんがもし**よくなった時に、**

どのような形で世の中に貢献したいかといった、よくなるための公の理由を持っているかどうかということです。これは、患者さんが、自分が生まれてきた役割、天命をどう考えているか、感じているかといってもいいでしょう。それがないと、食を変えたり体を動かしたり、つらい西洋医療に耐えられないと思います。そういう意味では病気が一番死を身近に感じる体験ですから、その治った先に何があるのかを考える、つまり**自分の生まれた意味や役割、天命を考える一番いいチャンスを病気に与えられた**といってもいいでしょう。逆にいうと、それを感じない人は治ることが難しい、治療の選択を間違えたり、悪い医者にひっかかったりするように思います」

ミスター左脳「患者さんが、自分が主体となって人生を歩もうという覚悟を促すのが病気といっていいのでしょうね。そのためには、もちろん覚悟も大事ですが、どの病院でどの治療を受けるかを自分が主体となって決めるには、ちゃんとした正確な情報が必要なのでしょうね。それにはＡＩも一助となるということですね」

ドクターブレイン「おっしゃるとおりです。まず患者さんが主体になって自分の治療を選択することが、私は一番大事だと考えていますが、そのためには正確な情報と的確な判断力が要求されます。もちろんこれが今後は医療の本質になっていくでしょうが、患者さんが得る情報も当然限界があります。そのためには、やはり人を見抜く目、つまり**どの医者が、どの医療従事者が信頼できるかを見分ける力が要求される**でしょう」

ミセス右脳「医療はどんどん複雑になっていくように見えますが、そんな厳しい状況でも病気になった瞬間にすべての正確な情報を得て判断することが大事なわけですね。それはとんでもなく大変なことのようにも感じます。日本人は人がいいので、すぐに全面的に信用する、それも人間関係では大事ですが、そうでない冷静な目も必要なのでしょうね」

ドクターブレイン「そのとおりです。医者と患者も人間関係なので、信頼関係が大事です。しかし、当然、医者は万能ではありません。そこを患者さんが見抜いて、いい意味でうまく利用する、つまり信頼関係を築きながら、その医者が不得意なことは他の医者にお願いするようにもっていく、そのようなやり方が大事でしょうね。私の知り合いで末期癌から奇跡的に生還した人がいますが、その方のお話を伺うと、まさしくそういう**賢い選択ができる患者さんにならなければ、命を失うことになりかねない**と感じますね」

ミスター左脳「人間関係をうまくやる右脳と、冷静に物事を判断する左脳の両方が必要だということですね。なかなか男には難しいところがありそうです」

ドクターブレイン「そのためには、正確な情報を提供する組織をつくって、患者さんが治療を開始する前に情報を提供し、ご自身の責任で判断していただくしかないでしょうね」
ミセス右脳「先生は篠浦塾でそれにトライしているわけですね」
ドクターブレイン「精度の高い情報収集はひとりでは絶対できません。やはり迂遠なように見えますが、信用できる志の高い人たちの集団をつくるしかないのです。様々な才能を持った人たちが役割を果たすことにより、質の高い情報が得られると思います。しかも、それは現場で集めた生きた情報でないとだめです。それには、医者からの見方も必要だし、看護師からの見方も必要だし、患者さんからの見方も必要です。今、篠浦塾には様々な人が集まってきており、開始して2年以上たち、統合医療についてだいぶ見えてきたので、現場に行って情報を発信し、その答えを集めることを開始したところです」
ミスター左脳「それは大変ですね。しかし、私が読んだ本では、トヨタの創業の時に社長の豊田喜一郎みずからが現場に出向いて、車の修理をしていたとの話がありました。現場に行かないと、本当の生きた情報は手に入らないのでしょうね」
ドクターブレイン「おっしゃるとおりで、私のやり方として、**本質が見えてきたらそれを現場で確認していくということを繰り返してきました。これは左脳から右脳にいっているやり方**といっていいでしょう。私も左脳が主体の人間なので、これが一番物事をなしとげるのにいいと自分の経験上わかっています」

ミセス右脳「いい情報をみんなが共有すれば、医療費も下がるでしょうね。統合医療はそれほどお金がかからないし、病気が治るのであればいいことづくめです」

ドクターブレイン「私は精度の高い情報をつくった後に、その情報に沿った産業をつくるべきだと思っています。つまり、西洋医療も当然含めますが、西洋医療に限らず、患者さんをよくすることのできる様々な医療の情報を集め、それを病気の最初からうまく組み合わせて、今よりもいい結果を出せる医療産業をつくることを目指しています。日本人は現場が強いから、おそらくそのような医療産業をつくれば、世界中から患者さんが集まってくる日も遠くないと思います」

ミスター左脳「それは壮大な話ですね。私も同感で、日本人が右脳的で医療に向いている民族であるとすれば、医療産業で世界に貢献するのがいいと思います。そのような病院を世界中につくれば、世界は日本に感謝するでしょうね」

ドクターブレイン「『臨死体験』というのがあります。一度ほぼ死んだ状態になり、そこから奇跡的に生還した人が体験したことに関する本が何冊か出ています。それに共通するのが、自分の体からおそらく魂でしょうが、それが離脱し、向こうの世界に行くわけですが、まわりに多くの光が見えて、それがおそらく他の人の魂でしょうが、その中をいまだかつてない幸福感を感じながら上がっていくとのことです。これは私が考えるに、『右脳的な世界』といってもいいでしょう。なぜならば、前にお話しした、脳科学者のジル・ボルト・テイラーが左脳に脳出血を起こし、右脳が優位になった時に体験したこととすごく似ているからです。その時、彼女も身体の境界がなくなり、ものすごい幸福感を感じたようです」

ミセス右脳「話は脱線しますが、死後の世界がそれほど幸せならば、生きている意味は何なのかということにもなりかねませんね。なぜ私たちは生きている間に、これほど苦しい思いをするのかということです」

ドクターブレイン「それは宗教が関わる分野なので私は語りませんが、脳から見てひとつ言えることがあります。それは、**人間に魂を入れる肉体を与えられたということは、左脳も右脳も両方使わなければだめだということ**です。魂が右脳的であるとすると、肉体は左脳的です。なぜならば、肉体は自分と他人では必ず別物であるからです。肉体は当然のことながら必ず周囲との境界がはっきりとあります。肉体があるから他人と競争し、成功しようとするわけです。人間に肉体がある以上は、どのようにして左脳と右脳の両方をうまく使っていくのかが、人間に課せられた人生の課題であると私は考えています。つまり、

向こうの世界では幸せではあるが魂は磨かれないので、肉体を与えて、より高いレベルの魂を目指すような宿題をいただいたのが、肉体を与えられたと理由だと私は解釈しています。そして、それがうまく解決できるのは、日本人しかいないと感じています。これに関してはまた後で詳しくお話しします」

ミスター左脳「日本人はもともと人間関係を重視した右脳的な民族であり、技術立国として先進国にもなっている、つまり左脳もレベル高く使えるということですね。ところで先生は医療は右脳と左脳のどちらをより重視して使ったほうがいいとお思いですか？」

ドクターブレイン「私は右脳を左脳より重視して使ったほうがいいと思います。少なくとも医療はそうです。医療は右脳の思いやりと左脳の技術と両方必要ですが、どれほど高い技術があっても治らない病気はいくらでもあります。その時に大事なのは右脳的な真心、誠意で患者さんに接することです。いずれ死ぬにしても、死ぬ時に満足されることが大事です。そして、患者さんによくなってほしいという誠意があれば、自然と技術が伸びていきます。**技術や成績を伸ばすことを最重視して医療をするのは本末転倒**です」

ミセス右脳「先生は将来の医療は何が一番重要になるとお思いですか？　つまり、医療の本質は何であるとお考えですか？」

ドクターブレイン「私は、**医療の本質は『すべての人が天命を果たして天寿を全うし、その結果幸せに生きることを手助けすること』**だと思います。そのためには、まず病気にならないように予防医療に力を入れるべきでしょう。しかしいろいろな要因で病気になることは当然あります。それは天から生き方が悪いと宿題を与えられたようなものです。そこで、病気を契機として、私は何のために生きているのか、私の天命は何であるかを考えることがきわめて大事です。そのお手伝いをするのが医者を含めた医療関係者といってもいいでしょう。そして、よくいわれるのが、**『生きる目的は自分の持つ魂を磨くことである』**ということです。今まで長年医療に携わり多くの患者さんを見てきましたが、病気に真摯に向き合い、素直に我々のアドバイスを聞き努力した患者さんは、奇跡的に病気が改善する人が多いと感じます。前にもお話ししましたが、膠芽腫という悪性脳腫瘍があります。これはいまだに発症して1年くらいで亡くなられる厳しい病気ですが、素直に私のアドバイスを聞いて一生懸命統合医療に取り組んでいる人は、1年から3年以上再発のない人が何人かいらっしゃいます。これは奇跡といってもいいでしょう。このような人とはなにか、魂どうしが触れ合い、お互いに成長しているような気がするのです。そのような関係になり魂を磨くと、視床下部のレベルが上がり、病気に打ち勝つ力もつくのでしょう」

ミセス右脳「魂の触れ合い、ですか」

ドクターブレイン「はい。しかし、そうでない人もいます。全く魂が触れ合わない、自分の凝り固まった考えや不安感で動いている人は、あっという間に病気が悪くなったり、変な医者にひっかかったりすることが多いように思います。扁桃体が主体になっているせいでしょう。おそらく、将来的には魂を磨き合う関係になった医師に治療を受けた患者のみが、本当の意味で病気が治るし、病を克服した後に、その患者さんたちが社会をよくしていく中心になっていくように思います。医者もその役割を果たすべく、魂からスタートして技術を磨き、結果を出すことが、これから肝要になるでしょう。それをベースに医療を産業化すれば、医療で社会をよくすることにもつながるのではないかと考えています」

ミスター左脳「医療の本質が、患者と医者がお互い魂を磨き合うことだという話には驚きました。魂を磨くことが病気を治すことにつながるという実利的な面もあることに、なにか生き方の目標を教わった気がします」

ミセス右脳「病気をきっかけに魂を磨くと、治癒につながるという話は感覚としてわかります。みんながその方向に変わっていけば、病気も悪いものではない、むしろ日本をよくするのに必要なものだということになるのでしょうね」

第2章

脳から見た教育

発達障害の話

発達障害児の脳に起こっている最大の問題は、視床下部、帯状回と扁桃体の機能が異常になっていることです。ストレスがあり戦闘状態がずっと続くと、脳全体が使えなくなります。これが発達障害の大きな原因です。

ドクターブレイン「では、医療に次いで教育について脳から議論してみたいと思います。医療と教育は昔から『聖職』といって、お金とは一番遠い、人を救ったり、人を育てたりする一番高潔であるべき職業といってもいいでしょう。ところが、1章の『脳から見た医療』でお話ししたとおり、高潔であるべきものが、社会の変容により様々な問題が噴出しています。教育も同様のように感じます。医療は人間の死を主に扱いますが、教育は生まれてから大人になるまでを扱います。そういう意味では、教育は医療ほどお金がかかるわけではありませんが、日本にとって極めて大事なテーマになります。おふたりは教育に関して、ご自身も受けてきたし、お子さんも今学校に通っているわけですが、どのように感じていらっしゃいますか？」

ミスター左脳「実は私の息子がいじめにあい、すごく腹立たしい思いをしたことがあります。息子は私に似て融通が利かないので、うまく周りに合わせられないのでしょうね。なにか昔に比べて、いじめ方もインターネットの発達で、陰惨になった気がします。皆に合わせなきゃだめだとの同調圧力が強いというか……」

ミセス右脳「私もそれに関しては、かなり悩みました。いじめに関しては、教師に頼っても仕方ないし、自分で解決するしかないと、息子に空手を習わせました。息子は悔しかったんでしょうが、頑張って3年で黒帯をとって、それからクラスの中でも堂々と発言するようになり、周囲から一目置かれるようになり、いじめられなくなったようです」

ミスター左脳「その空手の塾では、空手だけではなく『論語』も教えています。息子の考え方も、それでしっかりしたのではないかと感じています」

ドクターブレイン「昔の侍の教育に近いですね。子供の世界は残酷なところもありますから、いじめっ子がいたら腕力で対抗するくらいの気迫がないと、なかなかいじめを跳ね返すことはできないのでしょう。しかしそれだけではだめで、ちゃんとした生き方を子供の頃に習わないと、つまり脳からいうと、**『論語』のような生き方に対するまともな考え方を小脳に入れておかないと、その後の人生で岐路に立った時の判断が大きく違う**ように思います。『論語』に関して本を書いた**渋沢栄一**も、子供の頃に意味もわからず『論語』を覚えさせられたようですが、社会に出て、それがあったから判断を間違えなかったといっています。いじめっ子は、家庭などでストレスを受け、扁桃体が活性化しているから、周囲の子供にそれをぶつけているような気がします。腕力が強いだけで、生き方を習っていないので、将来、必ず厳しい目にあう、かわいそうな存在だと思います」

ミスター左脳「ところで、最近、『発達障害』の子供が増えています。その原因は何でしょうか？」

ドクターブレイン「これも、第1章でお話しした、『扁桃体、報酬系vs帯状回、小脳、視床下部』問題と『左脳右脳』問題の両方が関わっています」

ミセス右脳「やはりそうなんですか。脳に働きかけるのが教育の主体ですから、やはり同じ脳の問題を起こしているのですね。なぜ発達障害になるのか、先生のご意見を詳しくお聞かせください」

ドクターブレイン「発達障害の増加は、今、日本のみならず世界を揺るがしている大きな問題ですから、難しくなりますが文献を交えて私の考えていることをお話しします。まず、発達障害児はどんな症状があるかご説明します。発達障害には、大きくわけて『ＡＳＤ』（Autism Spectrum Disorde／自閉症スペクトラム）、『ＡＤＨＤ』（attention deficit/hyperactivity disorde／注意欠陥・多動性障害）、『ＬＤ』（learning disability／学習障害）の3つがあります。これらに共通するのは、**脳の発達のバランスが取れておらず、社会生活が困難**なことです。まず、ＡＳＤです。特徴としては、言葉の発達が遅れ、自分の気持ちを伝えられず、周囲の人たちとのコミュニケーション能力に障害があります。生活習慣

明治政府で財政を担当し、後に実業家となって第一国立銀行や理化学研究所、東京証券取引所などの設立、経営に関わり、「日本資本主義の父」と称されました。論語を通じた経営哲学でも広く知られ、『論語と算盤』という著作を残しています。

や特定の興味のあるものに強いこだわりを示します。音や匂いなどの感覚が異常に鋭敏もしくは鈍感になっています。このため変化に柔軟に対応することが困難です」

ミスター左脳「私もそういう傾向が少しあるので、ASDかもしれませんね」

ドクターブレイン「実は私もそういう傾向はあります。そうでないと、このようなこだわりのある本を書こうとは思わないでしょうね。次にADHDですが、この発達障害はミスを何回も繰り返したり注意力が散漫で、しょっちゅう歩き回ったりして落ち着きがなく、興奮しやすいため衝動的に行動して叱られることが多く、そのためやる気をなくしやすいのが特徴です」

ミセス右脳「最近『学級崩壊』とよくいわれますが、ADHDの子供たちが授業中も歩き回って、落ち着いて勉強ができないクラスが増えたようですね」

ドクターブレイン「私の子供の頃からは想像もできない状況になっているようですね。もうひとつがLDになります。LDは知的な遅れはありませんが、読む、書く、聞く、計算など、特定の分野の学習能力に障害があります。これは、どちらかというと西洋の子供に多いようです」

ミスター左脳「映画俳優のトム・クルーズや映画監督のスピルバーグもそうだと聞いたこ

とがあります。だから、映像の世界に行ったのでしょうね。発達障害はいろいろ違う症状のように思いますが、その原因が『扁桃体、報酬系vs帯状回、小脳、視床下部』問題と『左脳右脳』問題と関わっているわけですね。大変興味深いです」
ドクターブレイン「発達障害には共通した特徴があります。それは一言でいうと、**きわめてストレスに弱く、ストレスに過剰反応をする**ということです。発達障害児は、ストレスがあると、動き回ったり同じ運動を繰り返しやるような異常な行動をしたり不注意になったりして、ストレスを適切に処理する能力に欠けています。では脳の中で何が起こっているかですが、これを考えるには脳機能の鍵となる重要な部分、たとえば扁桃体、報酬系、帯状回、小脳、視床下部、左脳、右脳にはどういう特徴があるかをよく知っている必要があります。そのためには、脳科学を詳しく知っているのみでは不十分で、私のように覚醒下手術をして、それらの重要な部分が脳機能にとってどのくらい重要なのかを感覚としてわかっている必要があります。脳科学は単なる統計で処理したものですから、ある論文があると必ずそれに反する論文があり、知れば知るほど混乱してきます。机上の空論に近いところがあるのです。私は、前章でお話ししたとおり、それぞれの部位がどれほど重要な機能を果たしているか、覚醒下手術中に実感としてわかっています。もちろん、それだけではなくて、脳科学的にも詳しく原因を調べました。それでわかったことは、**発達障害児の脳に起こっている最大の問題は、視床下部と帯状回と扁桃体の機能が異常になっていることです**」

ミスター左脳「視床下部と帯状回と扁桃体、ですね」

ドクターブレイン「もう一度、それらの部位の機能についてのべます。まずは視床下部です。これは、ストレスがあった時に中心的な役割を果たします。たとえば、ストレスがあるといわゆる視床下部、下垂体、副腎系が刺激され、副腎髄質ホルモン（アドレナリン）や副腎皮質ホルモン（コルチゾール）が分泌されて闘争的、活動的になり、ストレスを乗り越えようとします。また、視床下部はストレスに対抗するために交感神経を活性化し、血圧や脈拍を上げ、戦闘状態に入ります。このように**ホルモンや自律神経を介して、ストレスに対抗**しようとします。また、視床下部はＢＤＮＦ（Brain-Derived Neurotrophic Factor／脳由来神経栄養因子）の分泌にも関わっています。ＢＤＮＦはひと言でいえば、脳の神経を成長させ、保護する物質になります」

ミセス右脳「視床下部がストレスに対する中心的な役割を果たすのですね」

ドクターブレイン「はい。そしてストレスにより扁桃体も強く刺激されます。扁桃体はストレスにより、不安感（右扁桃体）や怒り（左扁桃体）といった強い感情を惹起し、これが強すぎると後先を考えない衝動的な行動に走ります。扁桃体のストレスによる衝動的な行動を視床下部がコントロールして和らげ、適切な方法でストレスを乗り越えようとします。扁桃体にはオキシトシンリセプターが豊富にあり、**視床下部からいわゆる愛情ホルモンであるオキシトシンが分泌されることで扁桃体をコントロール**できるようになります」

ミスター左脳「いかに扁桃体をコントロールするかが大事なんですね」

ドクターブレイン「そのとおりです。扁桃体をコントロールするもうひとつの脳の場所が、前部帯状回という帯状回の前のほうにある部位になります。たとえば、右の扁桃体が過剰に活性化するとパニックになりその場から逃げようとしたり、左の扁桃体が過剰に活性化するとキレて攻撃的になりますが、それをコントロールするのが前部帯状回です。つまり、ストレスがあってもぐっと我慢して、逃げたりキレたりせずにストレスに対処させようというのが前部帯状回といっていいでしょう。一方、後部帯状回は、いつどこで何をしているか常に客観的に自分をモニターしています。扁桃体が過剰に活性化すると、不安感や怒りの強い感情に脳全体が巻きこまれ、自分の現状を客観的にモニターできなくなります。後部帯状回が働き、〝私は不安なんだな〟とか〝私は怒っているな〟とか一歩後ろに引いて自分を冷静に観察できるようになると、それらの感情に巻きこまれることなく脳全体が働きだし、脳がよりよく使えるようになります。つまり、**前と後ろの帯状回は扁桃体の暴走を抑え、大脳新皮質（人間脳）をよりよく働かせるための司令塔**といっていいでしょう」

ミセス右脳「帯状回が、父親的といってもいい、我慢させて冷静になり、扁桃体から発生する不安感や怒りを抑える機能を持ち、視床下部は、母親的といってもいい、愛情をもって扁桃体から発生する不安感や怒りを抑える機能を持つと考えていいのでしょうか？」

ドクターブレイン「なるほど、鋭いたとえです。前部帯状回や後部帯状回は、実は何かをしている時ではなく、何もしない時に活動している部位になります。なぜ、これらの部位が何もしていない、つまり戦闘状態ではなくて平和な時に活性化するかといえば、これらの部位が平和な時に脳をリセットし、よりレベル高く脳を使えるようにする役割を果たしているからです。ストレスがある時は一種戦闘状態なので、ストレスに対処するのが精一杯で、脳の一部しか働いていません。それを平和時に、ストレスに対してもっといい対処ができるのではないかと脳全体を使ってレベルアップさせるのが、前部帯状回や後部帯状回になります」

ミセス右脳「なるほど、レベルアップですか」

ドクターブレイン「一方、ストレスがあり、戦闘状態になって働く大脳新皮質の部位もあります。それは、前部帯状回と後部帯状回の間にある足の領域になります。なぜ足の領域がストレスで活性化されるかといえば、**ストレスを受け戦闘状態になると足を使って逃げるか戦うかになるので、異常に活性化するわけ**です。ただし、戦闘状態だと瞬時に自分を守るために動かなければならないので、脳の一部が反射的に働くだけで、脳全体を使っているわけではありません。これは自分を守るために必要な反応ですが、ストレスがあり戦闘状態がずっと続くと、脳全体が使えなくなります。これが発達障害の大きな原因です」

ミスター左脳「ストレスで戦闘状態になり活性化されるのが視床下部、扁桃体や足の領域であり、平和な時に活性化するのが前部帯状回や後部帯状回だとすると、これらの関係がどうなれば発達障害になるのでしょうか？」

ドクターブレイン「ストレスによる視床下部の活性化が、その許容量を越えるほど強かったり長期に続くと、視床下部の機能異常をきたし、扁桃体の過剰な活性化がコントロールできなくなります。扁桃体が視床下部にコントロールされていないと、つまりオキシトシンによるコントロールがうまくいっていないと、扁桃体が過剰に活性化して戦闘状態に関わる脳の領域のみが発達し、それ以外の部位の神経細胞や神経線維の発達が遅れます。A

SDの治療にオキシトシンの点鼻が有効な理由はここにあります。ADHDも、視床下部のストレスへの反応が悪いことが報告されています。おそらく、視床下部の機能が落ちると、BDNF（脳由来神経栄養因子）も分泌が低下し、脳神経の発育に支障をきたすのでしょう。さらに、ストレスが続くと平和な時に働く前部帯状回や後部帯状回の血流も落ち、機能が低下します。ますます、扁桃体が過剰に活性化しやすくなるのです」

ミセス右脳「ASDが音に敏感だったり、コミュニケーションがとりづらかったり、ADHDが落ち着きなく歩き回るのは、**戦闘状態の脳だけが活性化しているから、ストレスから自分を守るために、必死にそれらの部位が働いている**のですね。それと、左脳右脳はどう関わっているのでしょうか？」

ドクターブレイン「大脳新皮質に属する左脳右脳についてのべます。左脳には、読み書きなどの言語機能があります。右脳は、今の瞬間に周囲の空間に対して対応する機能があります。たとえば、物事に集中して行動したり、人の表情を見てどのような感情なのか、つまり怒っているのか喜んでいるのか推測する部位があります。これらは、平和な時に働く脳の部位です。**左脳の一部の機能が落ちるとLDになり、右脳の機能の一部が落ちるとASDやADHDになる**わけです」

ミスター左脳「発達障害は、ストレスによる扁桃体の過剰な活性化を、視床下部や帯状回が抑えられないのが根本原因だとすると、同じストレスを受けても、ASDやADHDやLDと、人により症状が違うのはなぜでしょうか？」

ドクターブレイン「これには遺伝子が関与しているものと思われます。同じストレスを受けても、**遺伝的にやられやすい部位が人により違うため、様々な発達障害に分かれていく**わけです。特に遺伝的な要素が強いのが『**失読症**』（dyslexia）ですが、この発達障害もやはり発症に関してストレスも介在しており、扁桃体を含む左半球の異常が画像で指摘されています」

文字の読み書きに困難を抱える障害です。先天的失読症の人は直感的で創造的となりやすく、ピカソ、エジソン、ダ・ヴィンチ、アインシュタインなど多数の著名人が失語症とされています。

発達障害児の治療の話

一番効果的なのが、母親が子供と向き合って愛情を注ぐ、つまり子供をよく見て、うまくいったら抱きしめ、気絶するくらいほめることです。

そうすることにより、発達障害児の視床下部の血流が増え、オキシトシンが分泌され、扁桃体がコントロールできるようになるのです。

ミセス右脳「発達障害には遺伝が大きく関わっているとのことですが、発症すると治らないと考えていいのでしょうか？」

ドクターブレイン「私は治らないとは思っていません。エジソンもアインシュタインも子供の頃は発達障害でしたが、大人になって人並み外れた能力を示し、社会に貢献しました。鈴木昭平先生の主催する『エジソン・アインシュタイン協会』という組織があり、そこでは**何千人という発達障害児の症状を改善**したという実績があります」

ミスター左脳「そんなことが可能なんですか！　どんな方法で治しているのですか？」

ドクターブレイン「かいつまんでいうと、**母親が発達障害児を詳しく観察し、できることとできないことを表にして、いつも笑顔で愛情をもって子供に接し、ストレスにならないいろいろなやり方で表のできないところをできるようにもっていき、できると徹底的に子供をほめる**というやり方です。このやり方で多くの発達障害児の症状が改善し、普通学級に通えるようになります」

ミセス右脳「表にまではしていませんが、私も子供に対してはそのように接してきたつもりです。そのようなある意味母親として当たり前のことをより強化したようなやり方が、発達障害の改善に効果的なのは脳から見てどのような理由なのでしょうか？」

ドクターブレイン「鈴木昭平先生の治療法（鈴木メソッド）で多くの発達障害児が改善しているのは、まぎれもない事実です。その大きな理由は、鈴木メソッドが先ほどのべた発達障害の根本的な原因を改善する方法だからです。**発達障害の本質は、視床下部の機能が落ちているため扁桃体がストレスにより過剰に活性化し、戦闘状態に関わる脳のみが働いていること**です。これを改善するには、視床下部の機能をよくすることが根本的な解決法です。それに一番効果的なのが、**母親が子供と向き合って愛情を注ぐ、つまり子供をよく見て、うまくいったら抱きしめ、気絶するくらいほめる**ことです。そうすることにより、発達障害児の視床下部の血流が増え、幸せホルモンのオキシトシンが分泌され、扁桃体がコントロールできるようになるのです。視床下部が元気になるには、**自信をつけさせることも大事**です。そこで、発達に必要な能力を細かく分け、少しでも能力が改善したらほめることで子供はどんどん自信を持っていきます。鈴木メソッドのひとつである、カードを早くめくる高速学習も効果がありますが、その理由はおそらく発達障害児の脳が戦闘状態になっているので、早く動くものに興味を持ちやすいためかもしれません。不安感があると敵におびえているので、どうしても早く動くものに注意が向きやすいのでしょう」

ミセス右脳「右脳教育で取りいれられているフラッシュカードのことですね」

ドクターブレイン「はい。また、ＡＳＤやＡＤＨＤは右脳の一部の機能低下がおこっているので、**母親ができるだけ子供に接する時間をつくる**ことで、右脳が活性化していきます。右脳は人と関係すれば刺激を受ける脳だからです。そのように、母親が愛情を注いで子供の視床下部が活性化し、扁桃体をかなりコントロールできるようになった時点で、もうひとつの鍵となる部位、つまり帯状回を刺激してさらに扁桃体がコントロールできるようにします。つまり、**我慢を覚えさせる**のです」

ミスター左脳「帯状回を刺激するには『我慢』が大事なんですね」

ドクターブレイン「そうです。このように、鈴木メソッドは病気の鍵となる脳の重要な部位すべてに働きかけて機能を改善しているので、奇跡的なことが起こっているのです。もちろん、発達障害児のストレスは、母親と接する時間が短いだけではなく、悪い食も関わっています。乳製品に含まれるカゼインや小麦に含まれるグルテンをできるだけ避けないと、やはり脳がストレスを受けます。運動も大事です。これらを改善しながら、鈴木メソッドは総合的に発達障害の治療にあたっています」

ミスター左脳「発達障害は遺伝的な面が強いと聞いたことがあります。母親の接し方を変えることで、遺伝で決まった運命のようなものを乗り越えられるのでしょうか？」

ドクターブレイン「もちろん、発達障害の発症には遺伝的な面もあります。しかし、発達障害が遺伝と関係しているのは、おそらく発達障害児において、平和な時に働く脳の領域の血流がストレスで落ちた時に、遺伝的に弱い部分があるからでしょう。そのため、できるだけ発達障害が軽い段階で鈴木メソッドに取り組み、血流を増やして弱い遺伝子が働かないようにするのが肝要でしょう。また、**血流が落ち続けると、脳が委縮して元に戻らなくなるので、そういう意味でも早期の治療が必要**です」

ミセス右脳「エジソンやアインシュタインが人並み外れた優れた人間になったことと、彼らが発達障害だったことと何か関係があるのでしょうか？」

ドクターブレイン「発達障害は戦闘状態の脳のみが活性化すると先ほどのべました。発達障害が改善しなければ、当然これらの脳は社会の中で生きていくのに障害になりますが、鈴木メソッドで平和な時に働く脳の領域が働きだして普通のレベルになると、彼らの使っている戦闘状態の脳が、社会で生きていく武器になります。それが、発達障害児が天才になりうるということです。アインシュタインもエジソンも発達障害ですが、家族の愛情により社会的な能力が人並みになったため、ものにこだわり、考えたり発明したりするある意味発達障害の脳の中で発達している戦闘に関わる脳の部位が、逆に人よりも優れた能力として、社会で生きていく武器になりました。そういう意味でも、発達障害を鈴木メソッドで改善することは、多くの才能ある若者を育てていくことにつながるでしょう」

ミセス右脳「発達障害にお薬を使うことがありますが、それに関してどうお考えですか?」

ドクターブレイン「ASDはオキシトシンで改善するという報告があります。たしかに、視床下部から分泌されるオキシトシンを投与することは、ある程度効果的でしょう。しかし、薬で発達障害が本当にすっかりよくなるかということに関しては、私は否定的です。第1章でのべたように、発達障害の根本的な原因である視床下部の機能に関しては、オキシトシンなどの物質だけではなく、私は魂があると思っていますが、そのような波動も大いに関係していると私は考えています。そういう意味では、単なる薬という物質ではなく、実際に母親が子供に接して抱きしめ、母親の視床下部の波動を発達障害児に伝えることが、発達障害児の視床下部の機能を改善するのにきわめて大事であると思います。鈴木メソッドは、母親から子供へ、視床下部の愛情を含めた魂の波動を伝えることを主眼においているのではないかと私は感じており、一生懸命鈴木メソッドに母親が取り組めば、必ずや発達障害は改善するだろうと私は確信しています」

武士道の話

痒いから掻くのは『私』、
つまり自分が不快だから行動するという扁桃体を使って
いるわけですね。
玉木文之進は、教え子の松陰がそれをやると、いずれ私
利私欲に走る人間になる、
武士とは『公』で生きる、つまり扁桃体や報酬系を徹底
してコントロールして自分の役割を全うするということ
であると信じて、
それを幼い頃から吉田松陰に叩きこむわけです。

ミスター左脳「発達障害児の治療に関しての話は目からうろこでした。ところで、先生ご自身が受けてこられた教育に関しては、脳から見ていかがお思いですか？」

ドクターブレイン「私は地方のいわゆる受験校で中高と学び、大学から東京に出てきました。脳から見ると、中高の時はまさしく左脳に刺激を入れ、それを価値観の中心に置いている教育を受けてきたといっても過言ではないでしょう。つまり、人間の価値を測る大きな基準が試験の点数だったわけです。当時はそれに疑問を持たずに過ごしてきましたが、今思うと戦後の教育の様々な問題点が見えてきます」

ミセス右脳「現在、受験競争に勝ち、出世した官僚や政治家が様々な問題を引き起こしていますが、**受験で勝者になっても脳が偏った発達をしているので、最後に落とし穴に落ちる**のかもしれませんね」

ドクターブレイン「たしかに私も、その中で学生時代を過ごしてきたので、そのような弊害を感じます。**大脳新皮質の左脳のみを鍛える教育で、それ以外の重要な脳の部位に刺激が入っていない**ように感じるのです」

ミスター左脳「スポーツができてスポーツ推薦で大学に入る人は、右脳を主に使っているのではないのですか？」

ドクターブレイン「もちろん右脳を多く使っていますが、それでも左脳的なのです。スポーツ推薦でも結局は数字であり、どのくらいのタイムで走るかとか、ランクの高い大会でどのくらい勝ったかといったことになります。**右脳の本質である『人に対する共感があるか』とかを教育するという話は、ほとんどおざなりにされている**ように感じます」

ミセス右脳「私もそう思います。戦後、左脳主体の教育が行われてきたのは事実ですが、**日本人にとっては実は、教育で左脳だけではなく、右脳のレベルも上げることが大事**なのではないでしょうか」

ドクターブレイン「私もそう思います。海音寺潮五郎という鹿児島の作家が明治時代の教育について次のようなことをいっています。彼は明治生まれですが、小学校に通っていた時、不登校の子供がいれば、みんなでその家に押しかけて学校に連れていったそうです。それくらい仲間を思う気持ちが強かったということです。鹿児島では、幕末には『郷中教育』といって、若者が集団をつくって、自分たちが選んだ教師のところにみんなで習いに行ったり、武道で鍛えたりしながら、〝うそをつくな〟〝弱いものいじめをするな〟という生き方の原則を仲間同士で徹底的に叩きこまれました。このようなまともな生き方を人から教えられ実行できるようにした集団から、西郷隆盛、大久保利通、大山巌などの幕末から明治にかけて日本を引っ張っていった英傑が育ちました。これはまさしく、右脳的な『**人から人へ伝え現実の中で実行し、現実をふまえた上で仲間内で左脳を使って合理的に議論する**』という教育です」

ミスター左脳「たしかにそれは今の教育の対極にある、なにか学ぶべき教育のように思います。しかし、その教育は主君に忠実に使える武士を育てる教育ですよね。今の時代には、どのように取り入れればいいのでしょうか？」

ドクターブレイン「これも脳から見ると、わかりやすくなります。幕末の教育を受けた英雄に吉田松陰がいます。彼は、徹底的に扁桃体と報酬系をコントロールする教育を受けました。彼が夏の暑い日に蝿が顔にとまり掻いたところ、教師である玉木文之進が激怒し、崖から突き落としたそうです。なぜかといえば、痒いから掻くのは『私』、つまり自分が不快だから行動するという扁桃体を使っているわけですね。玉木は、それをやるといずれ私利私欲に走る人間になる、**武士とは『公』で生きる、つまり扁桃体や報酬系を徹底してコントロールして自分の役割を全うするということである**と信じて、それを幼い頃から吉田松陰に叩きこむわけです」

ミセス右脳「今では虐待といってもいいような教育ですが、吉田松陰がストレスにきわめて強い立派な人間になったことを思うと、学ぶべき点が多いと私は感じます」

ドクターブレイン「**子供の頃に扁桃体や報酬系をコントロールする教育を受けることで、ストレスに負けずに頭が働く**ようになります。それには、先ほど発達障害のところでのべたように、視床下部の母親的な優しさと、帯状回の父親的な我慢すること、そして郷中教育のように正しい考え方、たとえば〝うそをつくな〟とか〝弱い者いじめをするな〟という生き方を小脳に覚えこませ、実行することが大事でしょう」

ミスター左脳「なぜ今の教育で、これらの脳から見て大事なことがおざなりにされているのでしょうか？」

ドクターブレイン「そのひとつの理由は、**左脳は点数化しやすく、右脳や視床下部や帯状回や小脳は評価が難しい**というのもあるでしょう。受験はまさしく単に左脳の記憶力をテストしているだけで、脳の一部しか評価していないわけです」

ミセス右脳「それで、それを勝ち上がったエリートに不祥事が多いわけですね。武士道の教育は難しいかもしれませんが、その本質に近いもので、今の人にできることは何かあるでしょうか？」

ドクターブレイン「その本質に近い形の教育で、私の知っている2つの例をあげます。まずひとつは、私の通っている空手道場の塾長である瀬戸謙介七段の教育法です」

ミスター左脳「実は私の息子もそこで学ばせていただきました。空手七段というのはまさしく空手の猛者で、先生のいる世界と対極のような気がしますが、なぜ知り合われたのですか？」

ドクターブレイン「ある雑誌で『論語』をテーマに対談したのがきっかけです。もちろん、瀬戸先生は空手を極めていらっしゃいますが、**〝空手が強いだけでは単なる乱暴者で、『論語』のような人としての生き方を身に付けて初めて一人前になる〟**と考えており、実際、塾生に空手と『論語』を教えています」

ミセス右脳「武道と『論語』を教えるのは、まさしく、江戸時代の武士道の教育の現代版ですね」

ドクターブレイン「そのとおりで、私も武士道に関して多くのことを瀬戸先生から学びました。今でこそ、『侍ジャパン』という名称があるように、武士が日本の象徴のようにいわれていますが、瀬戸先生は昭和20年代の、敗戦後でもあり、まだ武士道というと白い目で見られる時代から武士道をずっと研究してきました。その結果、瀬戸塾で空手と『論語』を教えることで、若い人を育てようというところに行きつかれたようです」

ミスター左脳「瀬戸塾で空手と『論語』を習った若い人は、どのような感想を持っているのですか？」

ドクターブレイン「瀬戸先生は、『子供が喜ぶ論語』と『子供が育つ論語』という本を書かれており、それに対する子供たちの感想にこのようなものがあります。おそらく幼稚園の時はＡＤＨＤで、クラスでも落ち着かず友達に乱暴したりしていた子供が、小学生になって瀬戸塾に通って空手と『論語』を学び、ものすごく強い先輩が礼儀正しいのを間近に見て感銘を受け、自分も先輩のようにまともな生き方をしようと思った、もし瀬戸塾に行っていなければ今頃自分は間違いなく駄目な人間になっていた、というのです」

ミセス右脳「そうですか。薩摩の郷中教育のように、先輩から後輩に生き方が伝わったわけですね。他にはどのような感想があるのですか？」

ドクターブレイン「私が印象に残った話は、瀬戸塾で空手を習っていた女子中学生が、学校で教師に何かと不当な扱いを受け、ずっと我慢していたのですが、ある日、その教師から理不尽なことを言われたので、勇気を奮って自分に対する理不尽な言動に関してみんなの前で反論して、それ以来、教師のいじめがなくなったというものです。『論語』に〝義をみて為ざるは勇なきなり〟という言葉があります。自分が正しいと思うことは勇気を奮って実行するということです。そのためには、やはり空手というある意味力を背景に持つことも必要でしょう」

ミスター左脳「少林寺拳法創始者・宗道臣の言葉に〝正義を伴わない力は暴力であり、力を伴わない正義は無力である〟というのがあります。まさしく、このことをいっているようですね。社会に出ると感じることですが、これが世間で生きていくための現実的な考え方かと思います。正論をいくら言っても力がなければ物事は動きません。子供の世界でも同じでしょう。今学校で問題になっているいじめ問題の解決にも、空手と『論語』を両方習うのは大いに賛成です」

ドクターブレイン「そして瀬戸塾の素晴らしいのは、塾生が14歳になると**『立志式』**をやることです。瀬戸塾杯という空手の大会で、14歳になった塾生が大勢の観客の前で、自分の決めた志をのべます。**若くして志を持つことは、脳を働かせるのに大変重要**です」

元服にちなんで数え年15歳を祝う行事。幕末の志士で「志を立てる」ことの大切さを説いた橋本佐内が数え年15歳の時に書いたという『啓発録』を取りあげる学校が多いそうです。

ミセス右脳「志を持つことはなぜ脳にとっていいのでしょうか？　最近の若い人は夢を持って行動している人は多いのですが、志という話はあまり聞いたことがありません。夢と志は違うのですか？」

ドクターブレイン「これには前にお話しした扁桃体と報酬系の問題が関わっています。夢はたとえば、お金持ちになりたいとか、出世したいというのも夢になります。これらの夢は、報酬系を満足させるための目標といってもいいでしょう。**志は、夢と違って公の要素があります**。自分の報酬をさておいても社会に貢献したいとか、報酬系とは別の脳を使います。志は言葉で考えますので、私は左の帯状回の前の部分が関わっていると考えています。帯状回の前の部分は扁桃体が逃げたい、報酬系が楽をしたいというのをコントロールして、我慢したりやる気を出したりする部位です。これが働かないと脳全体を使うことはできません。**志は帯状回の前の部位を使うので、脳全体の機能を上げるのに重要**です」

ミスター左脳「だから吉田松陰が松下村塾に入った塾生に最初に言った言葉が、〝自分独自の志を持ちなさい〟ということだったのですね。14歳で志を持つと、ちょうど神経線維が思春期でどんどんつながっていく時なので、頭が働きやすいのでしょうね」

ミセス右脳「しかし今の子供は、まわりを見て人とぶつからずに要領よく生きていこうという傾向が強いように見えます。学校の道徳の授業で、自分の正義を持つことはいいけれど、他の人は別の正義があるから、正義を実行してはいけないと教えているようですが、志があれば当然、吉田松陰のように周囲とぶつかるわけです。それに関してはいかがでしょうか？」

ドクターブレイン「たしかに難しい問題です。『論語』にこういう言葉があります〝君子の天下に於《お》けるや、適《てき》も無く、莫《ばく》も無し。義と与《とも》に比す〟（意訳：優れた人物は何事に関しても、絶対にこうしなければならないとか、逆に絶対こうしてはだめだと自分の主張にしがみついたりしないものである。なぜといって、誰もが納得できる客観的な正義を基準にして行動しているからである）。誰もが納得できる正義とは、たとえば次の世代が繁栄するために戦うとか、これは次世代に対する愛や仁を元にして、必要に迫られて戦うということであり、世界中の誰もが納得する正義になります。幕末から第二次世界大戦までの間は、西洋列強がアジア・アフリカを植民地にしようと報酬系の欲望をむき出しにしていた時期であり、もしあの時の日本のように戦わなければ西洋列強の植民地となり、西洋の愚民政策で自分たちの子孫は教育さえもまともに受けられないことになり、大きな禍根を残すことになります。そういう意味では、日本人が子孫まで含めて日本人らしく栄えるためには戦うしかなかったわけであり、それは客観的に見ても正しい義だと思います」

ミスター左脳「たしかに世界情勢が混とんとしてきているのに、日本人だけは今でも空想的平和主義、つまり自分が戦おうとしなければ相手も攻めてこないという考え方を持っていますものね。おそらく日本は、そんなおかしな考えを持っている世界で唯一の国かと思います。脳には戦う領域もあると先生はおっしゃいましたが、それは次の世代の繁栄のために戦うための領域といってもいいのでしょうね」

ドクターブレイン「教育は、与えられた脳や体を一生かけて使い切ることをお手伝いするためにあると私は考えています。そのためには、**社会に出てもストレスを乗り越えられるような脳と身体を、できれば社会に出る前につくり上げていなければなりません**。社会には、扁桃体や報酬系で動いている人間が無数にいて、理不尽なことを往々にして言ってきます。それに対して戦うことも含めて対抗するには、瀬戸塾のような**武士道を心身ともに学ばせる教育は、極めて大事**だと私は感じています」

自然の話

自然の中で不便さに耐え、不便さを乗り越えようと工夫しているので我慢する力がつく、つまり帯状回などの脳の司令塔が活性化し、また、不便な中で段取りよくやらなければならないので、小脳に様々ないい型が入っているのではないかと思われます。

ミセス右脳「昔の男性を見ていると、国家存亡の時に戦う姿は魅力的に見えます。今の男の人は、イクメンとかいろいろもてはやされていますが、男性本来の機能を果たしていないような感じがします。ところで女性に関してはいかがでしょう？　今の女性は、家庭もやり、社会でも活躍しなければならないといった、まともに行うには大変なことを子供の頃から教育されているように感じられて仕方がないのですが」

ドクターブレイン「脳の自然に沿って生きるのが一番いいのではないかと思います。おっしゃるとおり、昔のように女性の生きる型がなくなり自由にはなりましたが、むしろ女性としてどう生きるのかが難しい時代になりました。もちろん正解はありませんが、私は高齢者になるとその人が自然に沿った生き方をしたかどうかの答えが出ると考えています。自然は、天から与えられたものを適正に使い、使い切るような生き方をしていると、死ぬまで幸せに生きることができるようになっているからです」

ミセス右脳「私も女性として上手に歳をとりたいと思っています」

ドクターブレイン「私は、80歳代にもかかわらず、まったくボケずに社会の中で活躍している女性を何人か知っていますが、彼女たちに会って感じるのは、一緒にいるだけで何か包みこまれるような安心感と賢さがあり、それでいて芯が一本通っている、つまり凜とし

18世紀のフランスで活躍した思想家です。自然は人間を善良、自由、幸福なものとしてつくったのに、社会が人間を堕落させたので自然に帰らなければならない、と説きました。

て生きているということです。別の言い方をすれば、彼女たちは、自分を持ち、女性という自然に沿って生き、生き方を磨いてきたため、レベルの高い女性性を持っているということです。その結果として得た幸福感が私に伝わるから安心感を周囲に与えるのでしょう。かたや非常に言いにくい話になりますが、男に負けたくない、能力があるのに女は社会で損をしているという観念にとらわれている女性は、ぴりぴりして生きているので、隣にいても居心地が悪く、女性特有の潤いを感じない、なにか不自然な生き方をしているように感じます」

ミスター左脳「**ジャン・ジャック・ルソー**の〝自然にかえれ〟ですね。先ほどから先生がおっしゃるように、教育においても様々な問題が山積しています。発達障害、いじめ、ひきこもりなど、今、教育が人工的になりすぎている、自然に沿っていないからどんどん劣化しているということは私も感覚としてわかります。もう一度教育を脳の自然に沿う形でリセットすべきだというお考えですね。しかし、具体的にはどのようにすればいいのでしょうか？」

ドクターブレイン「今、教育を脳の自然の方向に戻そうという動きが日本各地で起こりつつあります。その一例をのべます。佐藤陽平さんという大分県臼杵市にいらっしゃる方がそのような教育を実践しています。彼は元々大学時代に探検部にいて世界中を探検し、シベリアでは危うく死ぬのではないかという経験をしたそうです。彼はそれらの自然の中で培った経験を生かして、自分の家庭教育でも実践しています」

ミセス右脳「今の時代、それができることはうらやましいですね。子供の友人が遊びに来ても各自でゲームをやるだけで、外に出て遊んでいた私の子供の頃とは大きく様変わりしました。佐藤さんはどのようなことをやってらっしゃるのか教えてください」

ドクターブレイン「彼は家庭で『体験教育』を実施しています。彼には、13歳（中1）の長男と10歳（小5）の次男がいます。体験教育とは具体的にどのようなことをしているのかですが、まず彼は**家庭の中に不便さを取り入れ、家族全員で役割を持ち**、生活をしていきます。不便さというのは、たとえば自分で薪を割って風呂をわかしたり、ナイフを使って道具を作ったり料理をしたりすることです。また、家庭だけではなく地域との付き合いも大切にします。食は『**身《しん》土《ど》不《ふ》二《じ》**』を意識し、できるだけ自分で作ってみることを実践しています。海が近いことから釣りをして食料も調達し、たくさん釣れればご近所にお裾分けをしています。また幼少期から『お手伝い』を習慣化させます。お手伝いをすることで、人のために自分の力を生かすことが生活の中から学べ、人から感謝される喜びを実

人間の身体と土地は切り離せない関係にあり、その土地でその季節にとれたものを食べるのが健康に良いという考え方です。明治時代に食養を提唱した石塚左玄らによって唱えられ、後にマクロビにも取り入れられました。

体験することができます。また、自然遊びを通して、**自然は決して自分の思うようにいかないことを数多く経験**してきたようです」

ミスター左脳「そのような子供はどのような面が伸びていくのでしょうか。脳から見ての解説もお願いできればと思います」

ドクターブレイン「まず、生命力が上がります。自然の中では自分で工夫しないと遊び道具はありません。しかし、何もないから遊べないではなく、何もないところで何時間でも楽しく過ごせます。なぜならば、子供たちは大自然の中で五感を使っており、自然というある意味危険もある中で、自分の生命力を研ぎ澄ませており、子供にとって生命力を発揮するほど楽しいことはないからです。**自然の中にある、生きるための情報量は計り知れないものがあります。**これは、おそらく視床下部を活性化することにつながります。自然の多彩な生き物の波動を感じるのは視床下部だからです。波動を感じなければ危険を回避することはできません」

ミセス右脳「テレビゲームでは全くだめですね。あれは敵をやっつけたりして、手軽に扁桃体や報酬系を活性化するのみで、自然とは似ても似つかないものです」

ドクターブレイン「そのとおりです。**テレビゲームは生命力の足を引っ張る**ものです。また、体験が豊富な子供は自立心が旺盛で、不便な中で育っているので段取りがよく、現場で合理的であり、お手伝いをして人から感謝されているので、将来どういうことをやって人の役に立つかの志も次第に持ってくるようになるようです。これは、自然の中で不便さに耐え、不便さを乗り越えようと工夫しているので我慢する力がつく、つまり**帯状回などの脳の司令塔が活性化**し、また不便な中で段取りよくやらなければならないので、**小脳に様々ないい型が入っている**のではないかと思われます」

ミスター左脳「私たちの子供の頃は、大なり小なりそのような生活を送っていたように思います。あの頃は地域に怖い大人がいて、悪いことをするとよく叱られました。そのような点はいかがですか？」

ドクターブレイン「彼らは地域の草刈りや掃除の手伝いもしていますので、地域の人と顔見知りになり地域で育ててもらっています。地域の魚市場に顔を出して魚の捌き方を教えてもらい、自分が釣った魚も自分で料理しているようです。つまり、どこでもかわいがられ、周囲の人と仲良くして自活できる自信をつけているようです」

ミセス右脳「最近、陰惨な殺人事件を起こす若者が増えた気がしますが、それは孤独感、孤立しているところからきているように感じます。この子らのように地域の中で小さい頃から役立ち、自活できれば、社会の役に立とうと、自然に志が持てるのではないかと思います」

ドクターブレイン「まさしくそのとおりで、昔の日本の『自然の中で地域の人たちと共生する生活』は、法律がなくても犯罪の抑止力になりました。それはやはり、**自然は次の世代に循環してつないでいくものだという実感を自然の中にいることで感じる**からだと思います。そうすると誰に教わるでもなく、周囲の自然や人間を大切にしよう、次の世代のために頑張ろうと思えるはずです。このような生活、教育を子供の頃に体験すると、**脳が自然に沿って生きる、自然から学んで生きるようになり、脳全体が使えるようになっていく**と私は考えています」

ミスター左脳「なにか吉田松陰が幼い頃、畦道で父親から『四書五経』を学んだことを思い出します。自然の中で学んだからこそ、吉田松陰は物事の判断を間違えなかったように思います」

ドクターブレイン「私も同感です。答えは自然、つまり現場の中にすべてあります。私の手術も対象は脳ですから、自然相手になります。決して思いどおりになることはなく、常に感覚を研ぎ澄ませて学ぶしかないのです。そして**自然から学ぶと視床下部のレベルが上**

がることは、私はプロ登山家の竹内洋岳さんから感じました」

ミスター左脳「竹内さんは、８０００メートル以上の14座すべてを登った唯一の日本人ですね。昔、雑誌で彼の記事を読んだのですが、彼は走っても遅いし、球技はだめだし、まるでスポーツはできなかったようです。その彼が、なぜ８０００メートル以上という酸素も平地の１／３くらいしかない極限のところでの登頂を、日本人で唯一成功してきたのか不思議です。脳から見ていかがでしょうか？」

ドクターブレイン「私も実際彼にお会いして驚きました。骨格はしっかりしているのですが、筋肉はあまりついていません。私のイメージしていた登山家とは違っていました。彼の話をお伺いし、本を何冊か読んでわかったのですが、彼が人と違う能力は２つありました。ひとつは、視床下部の能力がとびぬけて高いということです。８０００メートル以上は生物も住まない厳しい環境ですが、それに順応する能力が彼は極めて高いようです」

ミセス右脳「それはなぜですか。生まれつき彼は視床下部のレベルが高いのか、それとも彼が、視床下部が強くなるような教育を受けたのでしょうか？」

ドクターブレイン「生まれつきもあるのでしょうが、彼の生い立ちを見ると、竹内家に久々に男の子が生まれたので皆にかわいがられ、特に祖父が彼を冬山のスキーや登山に連れて行っており、子供の頃から自然に触れる機会が多かったようです。彼が他の有名な登山家と少し違うなと私が思ったことは、彼は有名になりたいとかは全く思わず、純粋にヒマラヤの登山が好きだという点です。彼は、登山の計画を日本で立てている段階で、ふつうは高地に順応するために増える赤血球が、すでに増えているとのことです」

ミスター左脳「子供の頃に周囲から愛され、自然に触れていれば、視床下部の能力はおのずと上がるわけですね。もうひとつの優れた能力は何でしょうか？」

ドクターブレイン「左脳が優れていると感じました。彼がガッシャーブルムⅡ峰という山で雪崩にあった時に、彼は死に直面して激怒したという逸話があります。彼はそれまで、登山をする前に徹底的に想像力を働かせて危険を回避してきたのですが、それができなかった怒りだとのことでした。つまり、彼は死の恐怖と闘いながら感覚を研ぎ澄ませ、想像力をフルに働かせて計画を立て、ベースキャンプから出発して生きてベースキャンプに戻ることが一番楽しい、つまり８０００メートル以上の山は常に死と隣り合わせですが、その**恐怖を乗り越えるために自分の脳を徹底して使うことが彼の幸福感につながっている**のではないかと感じました。それには、厳しい環境に適応するために視床下部、あらゆる危険を想定して回避する左脳、そして危険を感じる扁桃体を含めた右脳のレベルを上げることが必要となります」

ミセス右脳「先ほど佐藤さんが、子供にナイフを使わせるというお話がありました。今の親はナイフは危険だということで子供にあまり使わせませんが、使うことによってまるで登山のように、脳のあらゆる部分が活性化するのでしょうね」

ドクターブレイン「私もそう思います。今の教育はできるだけ危険を回避しようという保身的な教育ですが、それでは視床下部を含めた脳のレベルは上がりません。卒業して働く社会はストレスだらけです。**ストレスを乗り越えるのに中心的な役割を果たす視床下部のレベルを教育で上げておかないと、社会に出た時にストレスでつぶされる**ことになりかねません。教育の中心テーマは、そこにあるといっても過言ではありません」

ミスター左脳「先生のおっしゃる『ホルミシス力』を上げるということですね。適度なストレスがあるほうが人間の能力が上がるということですね?」

ドクターブレイン「そのとおりです。米国のラッキー博士が、多くの放射線(地上の300倍)を浴びる宇宙飛行士のほうが健康になることを発見した『**放射線ホルミシス**』、つまり放射線というストレスがあったほうがそれを乗り越える能力にスイッチが入り健康になるという話は、ストレスにどう立ち向かうかという意味で教育全般に当てはま

発表当時は無視されましたが、後に服部禎男博士がこの論文に注目し、やがて世界中に「放射線ホルミシス」が広まりました。これらのことは服部博士の『「放射能は怖い」のウソ』『遺言〜私が見た原子力と放射能の真実〜』に詳しく書かれています。

ります。ストレスを乗り越える力があることをホルミシス力と私は定義しました。このことは拙著『驚異の「ホルミシス」力～眠っている能力を蘇らせ人間力をアップさせる～』に書いています。**ホルミシス力を上げることが、本来は教育の中心**になるべきでしょう」

ミセス右脳「その適度のストレスというさじ加減が難しそうですね。ちょっとしたストレスでひきこもる子もいるでしょうから、視床下部のレベルを上げることを教育の中心テーマに入れることとは、戸塚ヨットスクールに批判があるように、難しい面があるでしょうね。しかし、今日お話をお伺いして、脳から見た教育の本質が少しわかった気がするので、難しいといって先送りするわけにはいきませんね」

食の話

今の子供はジャンクフードや甘いものを大量に食べています。
これでは脳が働きません。
まず大事なことは、食事を日本食中心にすべきです。
肉や乳製品、砂糖は極力避けるべきです。

ミスター左脳「かつて行われていた武士道や自然の中での教育についてお聞きしてきましたが、先生はこれからの教育をどのようにすればいいとお考えですか？」

ドクターブレイン「昔も今も脳の機能は変わりません。**教育の目的が、社会に出てもストレスを乗り越え一生幸せに生きることにあるとすれば、昔の武士道の教育のほうが明らかに結果を出しています。**それは、武士道が視床下部を鍛える教育だったからです。しかし時代が変わりました。昔に比べて便利になりすぎ、また自然から離れてしまったので、視床下部を鍛えるチャンスがあまりありません。しかし望みもあります。それは**脳科学が進歩して、理屈として何が大事であるかわかってきた**からです。また、客観的に脳の状態がわかる検査も出てきました。私が作った『脳活用度テスト』もそのひとつです」

ミスター左脳「その脳活用度テストについて教えてください。いいものであれば、私の家族や部下にもやらせたいと考えています」

ドクターブレイン「脳活用度テストは、端的にいいますと脳のどの部位をどのくらい使っているかを知るためのテストです。大脳新皮質を上下左右の4つの部位に分けて、その4つの部位をどのくらい使っているかをチェックします。また、脳の前後、つまり情報を脳の後方で受動する機能と、それを前方に運んで加工し、能動的に判断する機能をチェックします。さらに先ほどの扁桃体や報酬系がどのくらい活性化しているかもチェックします。そして、それを帯状回、小脳、視床下部がどのくらいコントロールしているか、最後にどのくらい脳全体を活用しているかもチェックします。これは、後でお話しする日本精神と密接に関わっています。このテストを受けるにはインターネットで『脳活用度診断受験申し込み』と検索し、該当ページに行って申し込めば、ネット上で簡単に受けることができます」

ミセス右脳「それは楽しそうですね。自分の脳の使い方の現状がわかれば、今悩んでいることの解決策も明確に出そうですね」

ドクターブレイン「おっしゃるとおりです。脳活用度テストを受けると今の自分の脳の使い方がわかるので、たとえば自分がこれに悩んでいるとか、こうしたいという目標があれば、それに対してどう脳を使えばいいのかの本質的な答えが出てきます。今、学生さんや社会人にテストを受けてもらっており、成果を出しつつあるところです」

ミスター左脳「教育は端的にいうと脳の機能を向上させることですから、その羅針盤ができたようなものですね。昔の教師は、人を見る目があり、その人の置かれた状況から的確に教育法を考えていたようですが、今はそのような人間を知る教師が時代のせいか減ってきたように感じます。それを補う手段として脳科学を元にした脳テストがあれば、教育に大いにプラスになりそうです」

ドクターブレイン「今、少子化がどんどん進んでおり、ひとりひとりの子供を大切に育てることは喫緊の課題です。これからの教育は、**ひとりひとりの脳の個性に応じた発達を促すために、脳科学がどんどん必要となる**でしょう。それを用いて、過去の優れた教育を現代にあった形でよみがえらせ、子供たちの脳の発達を応援しなければならない時代になりました」

ミセス右脳「私も心の底から同感です。では先生は、今後の教育についてどのような方向が望ましいとお考えですか？」

ドクターブレイン「まず、なぜ発達障害や引きこもりやいじめが増えたか、なぜ社会に出てすぐに仕事をやめる人間が増えたのか、なぜエリートの犯罪が後を絶たないのか、そのあたりを考える必要があります。皆さんお気づきのように、これらの問題の大きな原因は、家庭や学校の教育に起因します。そしてこれまでのべてきたとおり、脳から考えると問題ははっきりしています。それは、**①扁桃体や報酬系を帯状回や小脳や視床下部がコントロールする教育を受けてこなかったこと、②教育が左脳に傾きすぎていることと**の2点にあります。これからは、これらの問題点を、過去に学びながら今の子供たちに合うように、脳科学的な見地も含めて、教育を変えていくことが大事でしょう」

ミスター左脳「お話はよくわかりました。しかし、今の教育はあまりにかけ離れていて、何から手をつけていいのかという状況です。急激な変革は難しいと思いますが、どのあたりから改善していけばよろしいでしょうか？」

ドクターブレイン「まず、脳の使い方云々という前にやるべきことがあります。それは**食と身体の改善**です。今の子供の食は、昔に比べてそうとう悪くなっています。また、昔に比べて、身体を動かす機会も少なくなっています。そこから是正しなければなりません」

ミセス右脳「食に関して、どのような点が悪くなっていますか。私もある程度わかっているつもりですが、詳しいところを教えてください」

ドクターブレイン「今の子供はジャンクフードや甘いものを大量に食べています。これでは脳が働きません。まず大事なことは、**食事を日本食中心にすべきです。肉や乳製品、砂糖は極力避けるべき**です」

ミスター左脳「牛乳もだめですか？　育ち盛りの子供にはいいと習ってきましたが」

ドクターブレイン「牛乳は体位を向上させたいということで、戦後、学校の給食などで飲むことを奨励されました。しかし、それに関してはいろいろと問題があります。まず気候風土的に牛乳の生産にあまり適さない日本で、健康食品として飲むこと自体に無理があります。牛乳の中に含まれる乳糖を分解する酵素が、日本人は約5％しかなく、一方、牛乳を昔から飲んでいる米国人は約90％、デンマーク人は98％くらいにおいて認められていま す。乳糖分解酵素がなければ乳糖をエネルギー源として利用できず、食品としてきわめて効率が悪いことになります」

ミセス右脳「日本人は分解酵素が5％しかないんですか……」

ドクターブレイン「はい。もっと根本的なことをいいますと、牛乳は牛の子供が育つためのものであり、異種である人間、特に腸管が十分に成熟していない乳児期から飲むことは、大きな危険を伴います。まず、新生児の消化管系の感染症は、人の初乳を与えることにより初めて効果的に予防し得ると報告されています。新生児に牛乳や粉ミルクを与えると大腸菌の定着が起こり、病原性大腸菌性疾患や他の腸内細菌性疾患の危険が非常に高くなり、全身感染症も起こりやすくなります。さらに**牛乳で育てられた子供は、アレルギー性疾患罹患率が高く、湿疹などは母乳で育てられた子供の7倍も高い**といわれています」

ミセス右脳「牛乳のアレルギーを起こす成分は何でしょうか？」

ドクターブレイン「牛乳でアレルギー反応をおこす成分は、カゼインというたんぱく質だといわれています。カゼインは腸から吸収しにくく、腐敗や異常吸収を起こしやすいからです。これが、たとえば腸管が十分に成熟していない乳児期に腸管から血中に入ることで、異種たんぱくであるカゼインに対するアレルギーを起こすと推測されています。また、カゼインが脳に炎症を起こして発達障害になるという話もあります」

ミスター左脳「それは知りませんでした。今まで健康のためにせっせと牛乳を飲んでいたのは何だったのでしょうか。では、肉食に関してはどうですか？」

ドクターブレイン「肉食がなぜ健康によくないかをのべます。これは、アメリカの上院議員ジョージ・マクガバンがまとめた通称『**マクガバンレポート**』（正式名は『米国の食事目標』）や栄養界のアインシュタインと呼ばれているキャンベル博士の『**チャイナスタディ**』などでも明白な結果ですが、イギリスの保健省やハーバード大学の長期間にわたる万から十万単位の人たちへの大規模な研究でも、**肉食と癌や心臓病などの生活習慣病との強い関連**が指摘されています」

ミセス右脳「肉を食べると筋肉がつくからと、育ち盛りの子供にたくさん食べさせる風潮が世間にはあります。でも最近、子供に糖尿病などの生活習慣病が増えたとよく聞きます。

世界中の国々の食生活や病気を分析し、その中で、全粒穀物、果物、野菜、鶏肉、魚、低脂肪乳を増やし、肉類、バター、卵、脂肪、砂糖、塩分を減らすことが提案されました。

なぜ肉食が生活習慣病を引き起こすのでしょうか?」

ドクターブレイン「まず、植物性食品にはたっぷり含まれているファイトケミカル、食物繊維が、肉には全く含まれていません。ファイトケミカル、食物繊維には抗酸化作用や動脈硬化を予防する作用があり、生活習慣病の発症を防ぎますが、肉食ではそれらのものを持っていないので、生活習慣病を誘発します。また、**血管を詰まらせる飽和脂肪酸が肉には非常に多いこと、悪玉コレステロール（ＬＤＬ）も肉食で増えること、肉類は腸内で腐敗しやすく、腸内バランスが崩れて、大腸菌やウェルシュ菌といった悪玉菌が増えることで、やはり生活習慣病を促進**します」

ミスター左脳「最近の家畜は飼料に様々な薬が入っており、また劣悪な環境で飼われていると聞いたことがあります。昔に比べてお肉が安くなったので、安易に食べてしまうのは病気につながるわけですね。もちろん、砂糖などの甘いものはだめですね?」

ドクターブレイン「ＷＨＯは、**清涼飲料水のような砂糖入り飲料の摂取が肥満や糖尿病の主因**であると警告しています。砂糖は大量にとると、血糖値が急上昇した後の急降下も激しくなり、そのためまたすぐにとりたくなるなど、中毒性があるといわれています。そのため、頻繁に清涼飲料水を飲みたくなったり、甘いものを食べたくなるわけです。また**砂**

中国政府により8億8000万人を対象に行われた癌死亡率に関する膨大なデータをもとに、さらに5年の歳月をかけて食習慣と病気に関する大規模調査を行った「チャイナ・プロジェクト」を1冊にまとめたものです。その結果は動物性たんぱく質をとればとるほど病気が増えるという衝撃的な内容でした。日本でも『葬られた「第二のマクガバン報告」』というタイトルで出版されています。

糖は大量にとると、体に大切なカルシウム、ビタミンB１などのミネラルを奪い、心臓病、癌につながる可能性も指摘されています」

ミセス右脳「卵はいかがですか？　栄養分が手軽にとれそうですが」

ドクターブレイン「卵に関してですが、やはり**動物性たんぱく質を含んでいるため、大量にとるのは生活習慣病に結びつく**可能性があります。しかし、レシチンなどの健康にいい成分も含んでおり、平飼いの卵であれば少量であれば問題ないと思われます。鶏舎で飼っている鶏の卵は、やはり飼料に様々な薬を使っていること、ストレスのある環境で飼われていることから避けたほうが賢明でしょう。ただし、かなり運動している人であれば、平飼いの卵であれば毎日食べても問題ないと思われます」

ミスター左脳「私の家では**玄米**がいいと聞いて食べていましたが、白米に比べておいしくないせいか、子供が嫌がります。続けるための工夫はあるでしょうか？」

ドクターブレイン「最近、多くの人がやっている玄米の食べ方に、『酵素玄米』があります。これは、玄米を小豆と少量の塩で炊き、70度で3日ほど寝かせてから食べるというやり方です。３日間置くことで、玄米に含まれているギャバのような酵素の働きが活性化するとともに、玄米特有のパサパサした食感も、３日置くことでいい具合に水分が抜けてもちも

玄米はビタミン、ミネラル・食物繊維などを豊富に含んでいて白米よりもはるかに栄養価が高く、完全栄養食といわれています。

ちし、食べやすくなります。酵素玄米は胃腸の弱い方でも食べられるので、やや手間がかかりますが、一番おすすめといっていいでしょう。手間をある程度はぶくために、酵素玄米用の炊飯器も売りだされています。酵素玄米であれば、お子様も白米よりも喜んで食べると思いますよ」

ミセス右脳「パンはいかがですか？　子供は菓子パンが好きで、よく食べていますが」

ドクターブレイン「**発達障害の原因のひとつが、パンやパスタ、ラーメンなどに含まれているグルテン**といわれています。小麦は遺伝子組み換えのものが急速に広がっており、これが病気を起こす一因と思われます。また、小麦は輸入する時に、腐らないように多くの薬が使われており、要注意です」

小麦、大麦、ライ麦などに含まれるたんぱく質の一種で、パンや麺類のもちもち感や弾力のもとになる働きをします。最近は「グルテンフリー」の生活をしている人が増えています。

ミスター左脳「農薬や人工的なものが入っていない自然なものが、子供にとって安全なんですね。そのような野菜を見つけて子供に食べさせたいものです。私が子供の頃は自然に育った野菜を食べていたので、今の野菜に比べて格段においしかった気がします。野菜はどのようにして食べるのがいいのでしょうか？」

ドクターブレイン「**酵素をとるためには生野菜を、抗酸化力のあるファイトケミカルをとるためには煮た野菜**をとるのがよろしいでしょう。揚げたり炒めたりすると、酵素は死んでしまいますし、アクリルアミドという発癌性物質が出るといわれていますので、なるべく避けたほうがいいでしょう」

ミセス右脳「私が考えていた原則とほぼ一致していたので安心しました。子供の健康を守れるのは私たちしかいないので、今後は玄米菜食を中心に、納豆や味噌などの発酵食品、しいたけなどのキノコ類、わかめなどの海藻類を使う日本食にしたいと思います。魚にも脳にいい脂肪酸が含まれていると聞いています。これらも適宜組み合わせて食事を考えてみます。しかし、今までに比べると質素な食事になりそうですね」

ドクターブレイン「動物実験では、若い頃に食事を制限して、その後自由に食べさせた動物が一番長生きします。子供の頃は粗食で野山を駆けまわるのが一番です」

ミスター左脳「だから今日本は長寿国になったのですね。今の高齢者は、子供の頃には戦争があり、食うや食わずの生活をしていました。それがよかったのですね。今はむしろ飽食の時代で、育ち盛りの子供たちがどうやって食事量を制限するのかが問題ですね。また理想的な食事はわかりましたが、都会にいるとなかなかそうはいきません。多少お金がかかってもいいので、簡単にいい栄養素をとる手段はないでしょうか?」

ドクターブレイン「私が患者さんにおすすめしているのは、『スーパーフード』です。病院では、先ほどのべた食事をとれるわけではありません。しかし、治療をするには免疫力を上げることが必須なので、いい食をとることは待ったなしです。そういう場合には、病院でも簡単にとることのできるスーパーフードをおすすめしています。具体的には、にんにく油、ノニジュース、マルンガイなどです。それらがなぜ病気の治療にプラスになるかに関しては、私の書いた別の本を読んでいただくとして（たとえば『統合医療の真実』）、これらは病気の治療のみならず、いろいろストレスのかかる子供さんにも、生命力を上げてもらいストレスを乗り越えやすくするという意味で、十分にプラスになる食品です」

運動の話

運動嫌いな子供もいわゆる有酸素運動、
つまり最低限心拍数が１００くらいに上がり、少し汗ばむ運動を、できるだけ毎日続けるようにしてください。
親とジョギングしたりするだけでも、
十分健康にプラスに働きます。

ミセス右脳「どのような食事が健康に大事かよくわかりましたが、運動も大事なのですよね？　運動に関しても教えてください」

ドクターブレイン「**食事と運動はセットと考えてください。両方することが健康に直結します**。運動ですが、もちろんクラブに入って運動している子はいいのですが、運動嫌いな子供もいわゆる有酸素運動、つまり最低限心拍数が１００くらいに上がり、少し汗ばむ運動を、できるだけ毎日続けるようにしてください。親とジョギングしたりするだけでも、十分健康にプラスに働きます」

ミスター左脳「それならどんな子供でもできそうですね」

ドクターブレイン「そうですね。それに、子供は運動をすることを通じて精神が鍛えられます。ドイツはサッカーを国技としていますが、そのドイツ人で日本にサッカーを教え、メキシコオリンピックで銅メダルをとる原動力となったデットマール・クラマーの言葉に〝サッカーは少年を大人にし、大人を紳士にするスポーツだ〟というのがあります。もちろん身体もサッカーにより発育しますが、仲間との協調性や自分の技術を向上させる克己心など、社会に出て必要な精神、脳の使い方もスポーツをやることで養われます」

ミセス右脳「それは素晴らしいですね」

ドクターブレイン「また、2章の発達障害のところでものべましたが、ストレスは敵と同じなので、脳から見ると必ず足の領域が活性化します。なぜならば、敵がいれば足を使って逃げるか戦うかせざるをえないので、どうしても足の領域が活性化するのです。これをほっておくと、足の領域が疲れて血流が落ち、ひどい場合には麻痺が出ることもあります。それを防ぐにはやはりスポーツ、**特に足を使うものをすることが大事です。それをすることにより、足の領域がストレスによる変な血流の増加の仕方ではなくて健全な血流の増加になり、ストレスが減る**のです」

ミスター左脳「なるほど、いろいろな意味で運動は大事なのですね。先生のおすすめのスポーツはありますか？」

ドクターブレイン「まず私のスポーツに対する考え方をのべます。私は下手の横好きで、様々なスポーツをやってきましたが、どのスポーツも大会で活躍するようなレベルにはなりませんでした。つまり、様々なスポーツを横からながめていたような状況ですが、むしろ物事は端から見たほうがよくわかると作家の司馬遼太郎もいっているように、スポーツに関しては俯瞰して客観的に見ることのできる立場にいるかと思います。そこで思うことは、スポーツで成功して飯が食えるようになる人はほんの一握りであるということです。

ほとんどの人は、自分の打ちこんだスポーツとは別の仕事をするわけで、そういう人たちにとってスポーツの意味は何なのかということです」

ミセス右脳「そういわれてみれば、たしかにそうですね」

ドクターブレイン「実話を基にした『コーチ・カーター』という映画があります。これは1999年に実際にあった話で、カリフォルニア州のリッチモンド高校という貧しい黒人が集まる学校がモデルになっています。ここは勉強もスポーツもだめという掃きだめのような学校なんですが、その高校の卒業生でバスケットボールで全米代表に選ばれたカーターという人が、コーチとしてバスケットボール部を教えるようになります。彼はコーチ就任にあたり、成績がある一定以上じゃないとバスケットをさせないなど、ほとんどが勉強に関することで契約を結び、その後、部員をスパルタで鍛え上げ、強豪校にします。しかし、部員がそれで慢心して勉強をさぼるようになったことで彼は激怒し、体育館を封鎖して試合ができないようにしてしまいます。バスケットが強いことを唯一の楽しみにしていた父兄や町の人たちはそれに驚き、反対して大きな問題になりますが、その時にカーターはこのようにのべます。〝この学校では多くの生徒が中退し、大学へ進む者は数えるほどしかいない。この町のアフリカ系アメリカ人の3人に1人は逮捕される。私は君たちにそうなってほしくはないのだ。だからこそ持てるすべての力を注いで君たちを大学に送りたいのだ〟と。生徒たちはその封鎖された体育館で勉強し、ほとんどの人が大学に進学しました。これは、スポーツのあるべき姿を現しています」

ミセス右脳「少し前にワイドショーを騒がせた事件は、スポーツ関係が多いように感じます。アメフト、レスリング、ボクシング、相撲など、格闘技系は扁桃体を刺激しやすいのか、それにつけこんだ人が選手を操るようなことをしており、すべて根は同じように感じます。つまり先生がおっしゃる『コーチ・カーター』と真逆で、指導者が自分の利益のために選手を勝たせようとしている『私』で動いており、選手に少しでもいい人生を送ってもらおうというカーターのような『公』ではないということです」

ドクターブレイン「まさしくこれらの指導者は、『扁桃体・報酬系』人間といっていいでしょう。徒党を組み、自分たちの利益だけ考え、若者を食い物にしているといっても過言ではありません。そういう意味では、先ほどお話しした瀬戸謙介先生のような、自分を向上させるために行う武道をやることはいいのかもしれません。武道は単に勝ち負けではありません。瀬戸先生は、圧倒的に強い実力がありながら、引き分けにもっていくのがいいとおっしゃっています。普段実力をつけるために自分を鍛えながら、勝負に関しては相手のことも思いやるということです。武道という**扁桃体や報酬系が活性化しがちな戦いにおいても、扁桃体や報酬系を完全にコントロールする方向性こそが、未来につながる**というのが根底にあります」

ミスター左脳「そのスポーツも、勝つとガッツポーズをしますが、それは相手に対して失礼だということですね。長い人生を思うと、勝つことは一瞬のものであり、相手を思いやるほうが相手との人間関係もでき、はるかに大事な気がします」

ドクターブレイン「そのような精神を持って取り組めば、どのようなスポーツでもいいのではないでしょうか。どのスポーツも、体幹を含めた『抗重力筋』を鍛えないと強くなりません。抗重力筋とは、文字通り重力に抗して立ち上がるための筋肉です。足や体幹の筋肉になります。抗重力筋を鍛えると、**帯状回の血流が増えると私は考えています。つまり、我慢する力が出てきて、頭が働く**ようになります。そういう意味でも、スポーツをやる**こ**とは脳を働かせる**こと**にとっていいことなのです」

魂の教育の話

人生を全うし、次の世代が栄えるようにするには、
帯状回、小脳、視床下部をしっかりと使い、
肉体的なことを乗り越えるという
非常に困難なことに挑戦しない限りは、
魂は磨かれないと私は考えています。

ミセス右脳「食と運動の大切さはよくわかりました。では、教育の最後になりますが、脳から見て今後の教育はどうあるべきかと先生はお考えですか？」

ドクターブレイン「教育は、人が幸せに人生を生きることを手助けするものでなければなりません。**幸せに生きるとは、その人が天から与えられた役割に気づき、それを懸命に果すことでしか得られません。そうすることで、自分の脳や体が働きだし、幸福感を感じるのです**。特に教育は脳に働きかけることが多いので、脳の機能から見てどうするのが教育の本質なのかを考える必要があります。今の教育に関しては、左脳の大脳新皮質を活性化することにほとんど時間を割いており、つまり**知識のみに偏重しており、右脳や帯状回、小脳、視床下部にほとんど働きかけていない**ということがいえるでしょう」

ミスター左脳「やはり先生のおっしゃった『左脳右脳』問題、『扁桃体・報酬系』問題を是正するのがこれからの教育の本質だということですね」

ドクターブレイン「私はそこにつきると思います。もちろん簡単ではありませんが、方向性さえ決まれば、そこからは現実に合わせて工夫していけばいいと思います。たとえば、『左脳右脳』問題でも、もちろん社会に出て競争に勝つには左脳も大事ですが、右脳をちょっと上に持ってくることで、社会に出てから本人は生きやすくなると思います。そのためには、教育は座学のみではなく、**外に出て自然に触れ、何かを作ったり、冒険したりすることで、仲間との助け合いが必要なことを実感として得ることです。その結果として右脳が活性化する**のだと思います。左脳は社会に出てからでも必要に応じて鍛えればいいわけで、ましてやＩＴやＡＩが出てきた今、人間の左脳はどう逆立ちしてもそれらには勝てません」

ミセス右脳「私の友人で、知識が豊富で勉強ができ、いい学校に行った人はいますが、残念ながらその人たちの『知識』が『知恵』になっていない気がします。知識を振りかざして杓子定規《しゃくしじょうぎ》にこうあるべきだといっても、現実が変わらなければ意味がありません。右脳を使ってどう人を動かすかのほうが、社会で仕事をしていくのに大事だと感じます」

ドクターブレイン「医者でも知識にこだわり、現実を見ていない人がいます。標準治療をしておけば、患者さんが悪くなっても問題ない、なんとかよくしようと工夫しない医者の脳は、**左脳に傾きすぎた教育の弊害**でしょう。また、『左脳右脳』問題に加え、『扁桃体・報酬系』問題を解決するのも、教育においてはきわめて大事です。どんなに出世しても、**扁桃体や報酬系をコントロールしていない人間は、最後に破綻する**ことになります」

ミスター左脳「世渡りがうまく、有力者のかばんもちをして出世していくタイプは、出世したとたんに人が変わり、傲慢になるといいます。扁桃体や報酬系が活性化しているから、上に抑える人がいなくなったとたんに、掌をかえしたような態度をとるのでしょうね」

ドクターブレイン「豊臣秀吉をはじめ、そのようなタイプは扁桃体や報酬系のエネルギーを利用しているので、強烈な活力があって出世するのでしょう。しかし、豊臣秀吉はその一族が死後滅びました。自分の代で出世しても、子孫がつけを払ったわけです。ではどうすればいいのかですが、ひとつは**ちゃんとした生き方を知ること、つまり偉人伝のような後世に残るような偉業を成し遂げた人の伝記小説やドラマに接して、生き方を学ぶこと**です。後世の人たちからも尊敬された生き方をしている人は、例外なく扁桃体や報酬系をコントロールできています。同じ日本にそういう人がいたと感動することが、そのような生き方を真似しようという大きな動機づけになります。あとは、実際に行動することです」

ミセス右脳「昔のほうが戦争もあり、食べるのも精一杯だったわけで、生きていくのが厳しかったといってもいいでしょう。そういうなかで懸命に生きた人から学ぶのは、いいことだと思います。しかし、時代が違う今、どのような行動が求められているのでしょうか？」

ドクターブレイン「若い人たちにとって一番大切なのは、やはり**自分独自の志を持つこと**です。そしてその志は、人に対する『真心』に支えられていなければなりません。トヨタの創業者である豊田佐吉は、そのような人生を送りました。彼は小学校しか出ていませんでしたが、**『西国立志編』**を読み、発明家になる志を持ち、若い頃から発明に打ちこみました。しかし、うまくいかず借金だらけになり、20歳くらいの時に村を夜逃げしました。その時に村はずれまで追いかけてきたのが彼の母親で、彼女の持っている全財産を渡され、〝お前を信じている〟と言われたことから発憤し、機織りをやってもずっと貧しかったお母さんを楽にさせたいという真心で発明に邁進し、自動織機を作りました」

ミスター左脳「世界一の企業といってもいいトヨタの原点は、母親への真心だったわけですね。そして今の時代も、**志や真心が教育の原点**として大切だということですね」

ドクターブレイン「もちろん今日本はますます世界に開かれていますから、左脳を鍛えて競争に勝つことは大事です。しかし、その背景にあるのが人に対する真心という右脳的なものでないと、最終的にはいい技術にはなりません。我々脳外科医でも、腕を磨いて有名になりたいといった発想の人は、逆に手術の結果が芳しくありません。それは当然で、技術を患者のためでなく自分のために使っているので、本当の意味で患者に役立つ技術にはなっていないのです。そして、そのような**左脳と右脳をレベル高く使うことを可能にするには、小脳にいい考え方の型を入れる教育を受ける必要**があります。それには、『論語』や禅などの、いい生き方を説いた言葉を繰り返し読み、小脳に叩きこんで、現実の中でそ

イギリスの著述家スマイルズの『自助論（Self Help）』を中村正直が翻訳したものです。「天は自ら助くるものを助く」という有名な言葉で始まり、西洋の歴史上の人物数百人の成功談を記し、個人主義的道徳を説いて明治初期の青年に大きな影響を与えました。

こから判断し、結果を見て勉強することが大事でしょう」

ミセス右脳「私もそれに賛成です。今の学校では、そういう生き方を教えるのは押しつけになると敬遠する傾向にありますが、もしどのようにすれば人としてちゃんと生きていくかを教えない教育であれば、極端なことをいえば動物に知識を教えているのと変わりません。そういう生き方の教育を学ぶのを怠った人たちが、エリートになって様々な不正を働いているのは明白です。しかし、扁桃体や報酬系が主体の人たちが増えた今、ちゃんとした生き方を学んでも、自分の正しい考え方を貫くのは勇気がいるのではないでしょうか？」

ドクターブレイン「自分の志を貫くと、周囲の『扁桃体・報酬系』人間とどうしてもぶつかるので、必ず厳しい局面があります。しかし、そこで**自分の考えを貫くことで視床下部が鍛えられる**のです。視床下部に魂があるのではないかとお話ししましたが、人生を生きる目的が魂を磨くことにあるとすれば、このような生き方でしか魂は磨かれないと思います。人間に肉体があるということは、食事も必要ですし、恋をして子供もつくる必要があり、そのため人と競争せざるをえないため、扁桃体や報酬系は必ず使わざるをえません。しかし、それだけに振り回されずに我々の人生を全うし、次の世代が栄えるようにするには、**帯状回、小脳、視床下部をしっかりと使い、肉体的なことを乗り越えるという非常に**

困難なことに挑戦しない限りは、魂は磨かれないと私は考えています」

ミスター左脳「教育は、教師が生徒の魂と触れ合い、お互いの魂を磨き合うことといってもいいのでしょうね。先生は医療でも同じことをおっしゃっていましたが、医療が病気を契機に自分の魂を磨くことだとすれば、教育は若い頃にその下地をつくることといってもいいのかもしれません」

ドクターブレイン「だから教育者には、社会に出てそのような堂々とした人生を送ってきた人たちもなるべきと私は考えています。教育は、今のように**受験のための小手先の技術を教えるのみでは、その人の脳の使い方が、厳しい人生を幸福に生きていくことにつながらない**ことは明白です。幸福に生きていくには何が大事かを、自分の生きてきた人生で語れる人が若い人を教育すべきでしょう。若い人は、卒業した後にある長い人生をどう生きていけばいいのかに関して、大きな不安を抱えています。それに対して、**魂のレベルで方向性を示すことのできる人こそ、教育に求められている**ように私は感じています。魂からスタートして結果を出した人こそが、若い人を納得させ、いい方向に導ける人です」

ミセス右脳「私もそう思います。そのような、知識を教えるのではなく、幸せに生きていくための知恵を教える人がいれば、若い人も納得して学ぶことができると私は思います」

第3章

脳から見た仕事

誠意の話

最初からいい製品は作れません。
しかし、誠意だけは最初から最大限見せることはできるのです。
そして、誠意を保ち続ける限り、製品はどんどんよくなっていきます。
誠意は右脳が関わっていますから、右脳がより大事であるということです。

ドクターブレイン「では3つめのテーマとして、仕事について語り合いたいと思います。先ほどまで教育について話し合ってきましたが、人生の本番は仕事といってもよく、その大切な準備期間として教育があるといっても過言ではありません。教育と仕事の違うところは、仕事はどうしても結果を求められるということです。いくら精神や知識が優れていても、〝敗軍の将、兵を語らず〟で、**結果を出せない人間の言葉は説得力を伴いません。しかし、結果だけにこだわると、長い目で見ると決してうまくはいきません**。そのあたりを、脳から見てどうすればいいのかを話し合ってみたいと思います」

ミスター左脳「先生は『トヨタの脳の使い方』という本を上梓なさいました。また、今も最先端の手術をやっている現役の脳外科医です。まずそのあたりを中心にお話をお伺いできれば、様々なことが見えてくるように思います」

ドクターブレイン「私の仕事上での経験と、自分の仕事のレベルを上げるためにトヨタ等の企業を脳から研究したことを併せると、仕事に関して様々なことがわかるようになると思います。2章『脳から見た教育』でのべたことと同じことになりますが、やはり『左脳右脳』問題と『扁桃体・報酬系』問題が、仕事の場合も大きいと私は感じています」

ミセス右脳「今、企業では、鬱などの精神疾患が多く、大きな社会問題になっています。

その原因が、たとえば売り上げばかり追求して従業員のことを考えずに単にこき使うブラック企業に代表されるように、企業が左脳に傾きすぎていることが大きな理由としてあるのでしょうね」

ドクターブレイン「大竹慎一さんという欧米で成功しているファンドマネージャーの方が、企業が競争に勝つための条件を本に書いています。その条件の最初に来るのが、『売りが強い』ということです。いくらいい製品や技術があっても、顧客が買わなければ企業はつぶれてしまいます。売りが強くなるためには、**『富山の薬売り』**のように御用聞きになれということです。富山の薬売りは、顧客が困っていれば様々な手助けをして信頼関係をつくります。信頼関係ができてはじめて、商品を買ってくれるのです。これは、**まず右脳を使って顧客と信頼関係をつくることが、企業が勝つための第一条件である**ということです。左脳的な、売り上げを上げることだけにこだわるようなやり方は、短期的には売り上げが上がっても、長期的には顧客と信頼関係がないため、じり貧になります」

ミスター左脳「たしかに、『販売のトヨタ』という言葉もあり、トヨタは売りに強いですね。トヨタの販売店は、子供の遊ぶコーナーが充実しており、子供ができてこれから車を買おうという若い夫婦が、子供を遊ばせながらゆっくりと車の相談ができるようになっています。顧客に対する心配りの質が、他のメーカーとの大きな違いのように感じます」

ドクターブレイン「トヨタが最初、自分たちが作った車を販売した時は、山口という販売の責任者がこのように言って売ったそうです。〝ええか、車を売りこむのに、うちの車は他の車よりいいなどとは、決して言うてはならんぞ。世界のどこの自動車に比べても、現在のうちの車は一番劣悪なんだ。（中略）皆さんが使ってさえくれれば、トヨタは必ず改善して、やがて世界一の車にしてみせる。であるから日本という国のために、日本人という民族のために、トヨタの車を使ってくれと頼むんだぞ。外車よりいいとか何とか、嘘になるに決まっている美辞麗句は、決して使ってはならん。（中略）そのかわり、我々は誠意を尽くしてサービスする。どんな故障でも、何度でも何十度でも、昼でも夜中でも、われわれは修理にどこでも伺う。われわれが自信をもってユーザーに差しあげることのできるものは、ただ誠意、誠実、真心、それだけしかない。それをユーザーにわかっていただき、またわれわれは全力をあげてそれを実践するのだ〟（『豊田喜一郎』木本正次）。現場とはこういうものです。最初からいい製品は作れません。しかし、誠意だけは最初から最大限見せることはできるのです。そして、誠意を保ち続ける限り、製品はどんどんよくなっていきます。**誠意は右脳が関わっていますから、右脳がより大事**であるということです」

江戸時代から富山で盛んだった薬の行商人です。全国各地を巡って得意先に薬を置き、年に一、二度来訪して代金の清算と薬の補充を行いました。家庭訪問に際しては、行商人が子供への土産や各地のニュースを運んでくるため、とても喜ばれたそうです。

ミセス右脳「脳外科医もおそらくそういう面があるのではないでしょうか。最初から手術のうまい脳外科医はいないはずです。失礼ながら、結果が思ったとおりにいかない手術もあったでしょうが、そのあたりはどのようにお考えですか？」

ドクターブレイン「脳外科の手術は、脳というまだすべてがわかっているわけではないものを対象にしていますので、大変厳しいものです。技術はどんどん進歩していますので、数年前うまくいかなかったのが今ではうまくいくという手術が数多くあります。しかし、それは先ほどのトヨタの話と同じで、技術に関係なく脳外科医になった時から誠意を十分に尽くすことは可能ですし、そうしなければ技術も進歩しません。私の得意とする覚醒下手術も、患者さんを悪くしたくないという誠意から生まれました。だからぶれることなく、この15年間この技術を追求し、世界のトップレベルまで来ることができました。ここで大事なことは、手術で誠意を見せるということは、技術を磨いて患者さんを手術で悪くしない、よくするということです。**本当の誠意は、技術を向上させる左脳的なことと結びつかないと意味がない**と私は考えています」

ミスター左脳「右脳からスタートして左脳もレベル高く使うことが、本当の意味で顧客のためになるということですね。『扁桃体・報酬系』問題はいかがですか？」

ドクターブレイン「トヨタの米国でのライバル会社であるGMやフォードは、業績が悪くなると社長の首を切り、外から腕利きの社長を連れてきます。新しい社長は、飴と鞭を使い分けて社員を駆り立てるので一時的に業績が回復しますが、これも長くは続かず、すぐに業績が落ち、また社長が交代することを繰り返しています。**飴と鞭は、扁桃体や報酬系に刺激を入れるのと同じ話であり、一過性にエネルギーが出るだけで、長期的に業績が向上するわけではありません**。一方トヨタは、社内の人間からしか社長を出しません。それは、トヨタの車作りの文化、脳の使い方を理解するには長い年月がかかるからです。その違いが、トヨタが米国で業績を上げ、GMやフォードを凌駕した要因のひとつです」

ミセス右脳「米国は四半期の決算を重視しているので短期的な視点、つまり短期でエネルギーが出る扁桃体や報酬系を刺激するやり方をするのでしょうね。このやり方はしかし、車のような膨大な技術を顧客のために積みあげる複雑な産業では、いい製品を作るのは難しいでしょうね。飴と鞭ではどうしても目先のことでしか動きませんから、長い時間かけて複雑な技術を組み合わせ、いい車を作ることには、なかなか取り組めないでしょうね。先生のお仕事ではそのようなことはございますか？」

ドクターブレイン「ご存じのとおり、多くの病院は赤字経営をしています。そうすると、どうしても扁桃体や報酬系の世界になり、目先の利益を上げることに執着しがちになります。そうすると、必要のない手術をしたり、薬をたくさん投与して売り上げを上げようという姿勢になりがちです。患者はそれを『見分ける知恵』を持たねばなりません。つまり、医者の医療に取り組む姿勢が本質に向かっているかです。医療の本質とは、第1章でお話ししたとおり、基本は予防医療です。病気にならないほうが当然いいわけです。しかし、病気になることはありますから、その時には最高の技術で治療に取り組み、**2度と病気にならないように患者さんに学んでいただく**ことが肝要です」

ミスター左脳「そのような取り組みをしている医者はあまり見たことがありません。先生の取り組まれている覚醒下手術や統合医療も、医療の本質を考えてのことなんですね」

ドクターブレイン「おっしゃるとおりです。**覚醒下手術は、病気になった時に最高の技術で治療すること**にあたります。全身麻酔の治療だと、手術で麻痺や失語症が悪化してもわかりません。覚醒下手術だと、麻痺や失語症が悪化したとたんに手術をストップし、回復しなければそこで手術を終了すれば、ほぼ全例1月後に症状が回復します。全身麻酔は、麻痺や失語症が悪くなっていることを知らずに手術をやり続けるので、ほぼ半分の症例で症状が手術後に悪化します。つまり、ばくちと同じです」

ミセス右脳「患者は、症状が手術後悪くなると大きなストレスを感じ、その後の治療がうまくいかないと聞いたことがあります。そういう意味では、手術で症状を悪くしないということは、治るためにはきわめて大事なことだと私は感じます。それほど治療成績が違うのに、なぜ広がっていかないのかしら」

ドクターブレイン「覚醒下手術は手間がかかり、技術的に大変だというのが大きな理由でしょう。覚醒下手術は手術する人間のみならず、症状を確認する神経専門の人や電気刺激等を扱う生理機能専門の人など多くの人が関わるチームをつくらなければならないので、医者がよほど覚醒下手術をやることに情熱がないと取り組もうとしません。患者に快適な姿勢で手術を受けていただくために、医者が無理な姿勢でやることも多々あり、技術的にも難しい面があります。つまり、手間が大変な割にはお金にならないことが、ほとんどの脳外科医が敬遠している理由です。しかし、米国の大きな病院ではどんどん盛んになっており、日本は米国の医療の流行に乗り遅れまいとやりだす国なので、いずれ日本でも盛んになるかもしれません。また、覚醒下手術のことがあまり世間で知られていないので、医者も本気で取り組もうとしていません。もし患者さんが、**覚醒下手術のほうが圧倒的に成績がいい**ことを知れば、流れは変わるでしょう」

仕事における帯状回と小脳と視床下部の話

日常生活の大半をしめる仕事において小脳をレベル高く使うことは、
仕事のレベルを上げることにも通じます。
そのために重要なことは、
小脳に仕事を円滑に運ぶいい型をたくさん入れておき、
結果を見てさらに型を改善することです。

ミスター左脳「先生は医療の精度を上げるのにトヨタから学んだとおっしゃったことがありますが、覚醒下手術とトヨタ方式の似ている点はありますか?」

ドクターブレイン「トヨタも、1台も不良品を出さないという姿勢で車を作っています。彼らのやり方のひとつに『品質を行程で作りこむ』というのがあります。つまり、流れ作業をしている途中でも、不良品を見つければ流れ作業を止め、原因を追及して改善してから流れ作業を再開するやり方が『品質を行程で作りこむ』ということになります。この方法は、作った後に不良品を除くやり方に比べて、不良品の率は当然激減します。覚醒下手術も、手術の行程の途中で症状が悪化するという悪い結果が出るとストップして症状の改善を待ち、改善しなければそこで手術を終了するので、**トヨタ同様、不良な結果が激減する**のです」

ミセス右脳「覚醒下手術もトヨタの『品質を行程で作りこむ』というのも、悪くなった瞬間にストップするという、常に神経が張り詰めた、我慢が必要なやり方だと思いますが、やはりこれも扁桃体や報酬系をコントロールしないとできないことなんでしょうね。扁桃体や報酬系が活性化していると、面倒なことから逃げたり、手間をかけずに手術をして報酬を得ようとするのでしょうが、覚醒下手術もトヨタの『品質を行程で作りこむ』も根気と我慢がいるでしょうから、扁桃体や報酬系をコントロールしていないとできないことでしょうね」

ドクターブレイン「おっしゃるとおりで、私も覚醒下手術を15年やってきましたが、誰もやっていない新しい技術なので肝を冷やすような場面も多くありました。しかし患者さんを悪くしたくないという『志』を持った人たちがチームとして集まったので、ここまで来れたのだと思います。帯状回はやる気を出したり、我慢して志をなしとげる部位ですが、**帯状回が扁桃体や報酬系をコントロールしている人たちが集まっているから、このような手間のかかることをチームとして嫌がらずにできているのだと私は感謝しています」

ミスター左脳「1935年に、豊田佐吉の息子で自動車を作り始めた豊田喜一郎と義兄の利三郎が、佐吉の生き方を基に、**豊田綱領**を五箇条にまとめましたが、その中のひとつに〝華美を戒め質実剛健たるべし〟というのがあります（『トヨタ伝』読売新聞特別取材班）。これもまさしく、扁桃体や報酬系をコントロールするということでしょうね」

ドクターブレイン「まさしくそのとおりです。ご存じのとおり、トヨタは豊田市という田舎に本社がありますが、外国に工場を建てる時も必ず田舎に建てます。それはやはり、都会の近くだと華美になりやすいというのもありますが、もうひとつ理由があると私は考えています。**脳には何もしていない時に活性化する部位があり、それを『デフォルトモードネットワーク（ＤＭＮ）』というのですが、これが脳の司令塔として重要な役割を果たしている**ことが最近わかりました。先ほどお話しした帯状回の前と後ろの部分もＤＭＮに入るのですが、これらの部位が何もしていない平和な時に活性化して、ストレスのために扁桃体や報酬系の影響下にあった脳の機能をリセットし、よりレベル高く脳を働かせるようにします。つまり、仕事というのはどうしてもストレスがありますが、**田舎という平和で刺激が少ない場所にいることで、休日などのオフにはＤＭＮが活性化して、よりレベル高く脳が働く**ようになるわけです」

ミセス右脳「閑静で自然の豊かなところで働くほうが、仕事がはかどるのは同感します。都会にいると刺激が多すぎて、流行に振り回されることはよくあります。ところで、医療でも流行に振り回されることはあるでしょうが、それに関してはいかがですか？」

ドクターブレイン「トヨタで副社長までやった大野耐一が、〝何か困ったことがあれば現場に行けば答えはそこにある〟とよく言っていたように、トヨタは現場に学ぶことを大切にする社風があります。医学界も、何か欧米で新しい治療や薬が出たらすぐに飛びつき、学会や論文で発表する医者が多くいますが、私は流行を追うよりも現場でこれが本当に患

「上下一致　至誠業務に服し　産業報国の実を挙ぐべし／研究と創造に心を致し　常に時流に先んずべし／華美を戒め　質実剛健たるべし／温情友愛の精神を発揮し　家庭的美風を作興すべし／神仏を尊崇し　報恩感謝の生活を為すべし」の５か条になります。

者さんの役に立っているのかを考えながら、**現場から学ぶのが一番いい**と考えています。そういう意味で、私は患者さんの役に立つのであれば何でもありということで、患者さんが希望すれば統合医療を受けることもお手伝いしています。そしてそのほうが、欧米の猿まねをするよりもはるかにいい結果を出しているという実感があります」

ミスター左脳「患者にとっては、西洋医療であろうと統合医療であろうと、治ればどちらでもいいわけなので、患者にとっては当然の話ですが、医者にとっては当然ではないわけですね。帯状回の仕事における重要性はわかりましたが、考え方の型を入れる小脳と仕事の関係はいかがでしょうか？」

ドクターブレイン「脳外科の世界でも、病院に3人脳外科医がいれば3者3様の手術をしていることがよくあります。しかし、覚醒下手術ではそういうことはありません。覚醒下手術では、症状を悪くする手術手技がすぐにわかるので、症状を悪くしないための手術法は、どの医者も共通して行います。つまり、手術法に共通の『型』があるわけです。ところが全身麻酔だと、どの手術手技で症状を悪くしたのかがわからないので、3者3様の手術をしてしまうのです。トヨタも自動車を作るだけでなく、事務も含めたあらゆる仕事の局面に、仕事でいい結果を出せる『型』があります。たとえば会議ひとつとっても、内容をA3用紙1枚にまとめたものを配って行うため、すぐに本質的な議論ができるようになっています」

ミセス右脳「私は茶道を習っているのですが、日本の伝統文化らしく、多くの型があります。その型の背景にあるのは、相手に対する思いやりであり、それを見事なくらい無駄な動きがない合理的なものにしています。茶道をやり続けていると、たとえば自分が料理する時も、無駄な動きをなくして合理的にやる型をつくるようになり、日常生活にも好影響があるようです」

ドクターブレイン「日常生活のほとんどは小脳がやっています。日常生活の大半をしめる仕事において小脳をレベル高く使うことは、仕事のレベルを上げることにも通じます。そのために重要なことは、**小脳に仕事を円滑に運ぶいい型をたくさん入れておき、結果を見てさらに型を改善すること**です。そうすれば、安心して仕事に取り組めます」

ミスター左脳「禅寺で掃除など同じことを毎日繰り返すことで、精神が安定するということを聞いたことがあります。仕事にいい型を持っているということは、精神的にもいいのでしょうね」

ドクターブレイン「**扁桃体や報酬系が刺激されると精神的に不安定になりますが、小脳を**

使うと、そこから逃れられ、精神が安定します。仕事で鬱とかが増えてきたという話がありますが、いい仕事の型を小脳にしっかり覚えさせて、小脳を使って仕事に取り組めば、本人もストレスから逃れられ、精神的に安定すると思います。いい型をつくり、社員がそれを実行し、結果を見て改善することで社員は精神的にも安定するし、企業の業績も伸びることでしょう」

ミセス右脳「いい型をやることが精神の安定につながるのは、茶道をやっていて実感します。仕事においても、顧客に対する思いやりを無駄な動きをせずにいい結果に結びつけることができるような型をどんどんつくっていけば、気持ちよくできる気がします」

ドクターブレイン「前出のトヨタの副社長・大野耐一は部下にとって人生の師でもあったといわれています。それは、彼が部下に、いい製品を作るための考え方の型を徹底して教えたことにあります。**仕事で学んだいい考え方の型は、脳がよりよく働くのに役立つので、それを生かせば人生を幸せに生きることにもつながる**はずです。さて、帯状回と小脳についてのべてきましたが、やはり仕事にとって一番重要なのが視床下部になります。仕事にはストレスがつきものですが、ストレスを乗り越えるために視床下部がしっかりと働くことが欠かせません」

ミスター左脳「松下幸之助の言葉に〝好況よし。不況なおよし〟という言葉があります。不況になれば当然ストレスが強くなるので、視床下部を必死に働かせざるをえないため、視床下部のレベルが上がることが〝不況なおよし〟という言葉になったのでしょうね」

ドクターブレイン「私も同感です。松下幸之助の言葉にこういうのもあります。〝会社のことを考え夜も眠れず、血の小便をしたことないやつは経営者として認めない〟。**とことんストレスで追いこまれて視床下部を鍛えあげた人間でないと、経営者として信用ができない**ということです。豊田佐吉も豊田喜一郎も本田宗一郎も、何度も倒産の危機にみまわれています。そこから這い上がって**視床下部を鍛え、魂を磨いたもののみが、長年栄える会社をつくれる**のでしょう」

脳タイプと相性の話

人間どうしの相性は、実は脳の相性だと私は考えていま す。４つの脳タイプにより相性があるわけです。

しかし仕事は、相性の悪い人とも一緒に仕事せざるをえないことが多々あります。

これが鬱などの引き金になったりするわけですが、相性が悪くても相手の脳のタイプがわかれば対処法がわかるので、対処するのがだいぶ楽になります。

ミセス右脳「ところで最初の話題に戻りますが、鬱病などの精神疾患が増えた理由に、職場における人間関係の難しさがあります。脳の使い方から見て、それを解決する方法はないのでしょうか？」

ドクターブレイン「それはいい質問です。社会に出ると学生時代に比べて関わる人間の数は格段に多くなります。また、勉強だけではなく様々なことをやらなければなりません。つまり仕事をしだすと、学生時代に比べて格段に多くの情報を脳が扱わなければならなくなります。このように、社会に出ると脳が扱う情報量がどんどん増えることに関して、**『次元』という見方を入れると、脳の使い方がより整理**されます。たとえば視覚情報は主に右脳が扱いますが、まず目で見た情報は神経線維で後ろに運ばれ、後頭葉に入ります。これは見たままの情報なので、『一次元』の脳の使い方と定義します。この情報が次いで側頭葉に運ばれ、海馬や扁桃体に記憶として蓄積されます。特に扁桃体は、好き嫌いのような情動もつけて記憶されます。たとえば家族や学校の友人に対しては、どうしても好き嫌いの感情が入りますが、これらの感情と相手の姿形とが合わさって、記憶として扁桃体に入ります。これを『二次元』の脳の使い方と定義します」

ミスター左脳「一次元は見たままの情報ですが、二次元は相手に対する感情まで含めた、いわば距離が近い人の詳しい情報なのですね。なぜ、好き嫌いまで入れた情報を記憶に入れるのでしょうか？」

ドクターブレイン「それはおそらく自分の保身のためです。動物であれば、敵味方を瞬時に区別しないと命にかかわります。敵であれば嫌いだし、味方であれば好きという感情に当然なります。好き嫌いまで入れた相手の詳しい情報を記憶することが、自分の保身につながるわけです。そして社会に出ると、仕事で多くの人間や情報に接するので、優先順位をつけて情報処理をしなければ、とても追いつきません。優先順位をつけるには、情報全体を上から俯瞰する脳の使い方が必要になります。これを『三次元』の脳の使い方と定義します。人間が社会をつくるための脳の使い方といってもいいでしょう」

ミスター左脳「会社の人事を決める時も、好き嫌いで決める人と適材適所で決める人がいますが、それが二次元、三次元の脳の使い方の違いといっていいのでしょうか？」

ドクターブレイン「わかりやすいたとえです。その**違いは、いわゆるその人の性格の違いからきますが、性格の違いとは脳の使い方の違い**といってもいいと私は考えています。というのは、同じ脳の場所がやられても、それで人格全体が崩壊したようになる人もいれば、症状は出るもののそれが人格にあまり影響を与えない人もいるという臨床経験があるからです。この違いを説明するには、ふだんからよく使っている脳の場所に偏りがあり、ふだんからよく使っているところがやられると人格が崩壊したようになるし、あまり使っていない場所がやられると人格に影響を与えないと考えたほうがすんなりと理解できます。そのふだんからよく使っている脳の部位が、人格とか性格を形成している本体なのでしょう。

私は、『左脳』、『右脳』と『二次元』、『三次元』を組み合わせた4タイプで見ると、人の性格、つまり脳の使い方の偏りがわかりやすいと考え、それをテストにまとめました」

ミセス右脳「脳の使い方を**『左脳三次元』、『左脳二次元』、『右脳三次元』、『右脳二次元』**とわけ、男女の相性の善し悪しを説明した特集記事を、最近女性向けの雑誌で見ました。すごく面白いと思いましたが、『一次元』がないのはなぜでしょうか?」

ドクターブレイン「一次元は外から入ったそのままの情報で加工していないので、タイプには入れませんでした。たとえば、視覚情報がそのまま後頭葉に行くことを一次元と定義しましたが、もちろん視力により差はあるでしょうが、外の景色そのままの情報なので、あまり個人差はありません。二次元、三次元になると情報を加工しているので、どうしても個人差が出てきます」

ミスター左脳「4つの脳タイプを説明していただけますか?」

ドクターブレイン「はい。『左脳三次元』は物事を俯瞰してみて、その本質を追究します。合理性を重んじるタイプです。システムをつくったり、物事を論理立てて言葉にするのが得意です。『左脳二次元』は焦点を絞って、物事を深く掘り下げます。物事の原理を重んじるタイプです。ひとつのことを深く探求したり、単調なことでも飽きずに楽しむのが得意です。『右脳三次元』はエネルギッシュに活動して、どんどん活動範囲を広げていきます。拡張していくことを重んじるタイプです。幅広い人間関係を築いたり、新しいことに挑戦するのが得意です。『右脳二次元』は相手のことを中心に考え、気配りするのが上手です。情を重んじるタイプです。深い人間関係を築いたり、相手の立場に立った行動をとるのが得意です」

ミスター左脳「そうすると、私は左脳三次元で、妻は右脳二次元のように思います。自分や周囲の人の脳タイプを知ることで、何かプラスになることはあるでしょうか?」

ドクターブレイン「よくあの人と馬が合うとか合わないとかいいますが、**人間どうしの相性は、実は脳の相性**だと私は考えています。4つの脳タイプにより相性があるわけです。

しかし仕事は、相性の悪い人とも一緒に仕事せざるをえないことが多々あります。これが鬱などの引き金になったりするわけですが、**相性が悪くても相手の脳のタイプがわかれば**

対処法がわかるので、対処するのがだいぶ楽になります。また、人間関係だけではなく仕事に対する相性もあり、どのようにすれば仕事のレベルが上がるかのアプローチも脳タイプにより異なります。この脳タイプを知るには、先ほどお話しした脳活用度テストを受けていただくとわかるようになっています」

ミセス右脳「それは興味深い話ですね。それを知れば仕事に大きくプラスになると思います。では、まず脳タイプ別による相性と対処法について教えてください」

ドクターブレイン「ではお話しします。相性に関しては、すごく合う関係を◎、まあまあ合う関係を○、努力しないと合わない関係を△、根本的にお互い理解することが難しいので努力してうまくやっていくしかない関係を×としました。まず左脳三次元です。ご主人に参考になるかと思います。**左脳三次元どうしの相性は**◎です。お互い幅広い知識を持ち、分析することも優れているので、物事を決断するために相談する相手にはうってつけです。作家同士のつきあいは、このような関係が多いように思います。ご主人も左脳三次元の友人を何人か持つといいでしょう。対処法ですが、たとえ一時期関係が険悪になっても、性格的にあっさりしているので、時間をおくと大丈夫でしょう。**左脳三次元と左脳二次元の相性は**△です。同じく質を追求しますが、左脳三次元は広い視野で、左脳二次元は狭い範囲にこだわるので、似て非なる者どうしで、近親憎悪的になる危険性があるからです。左脳三次元は左脳二次元のこだわりを否定せずに広い心で接し、その人がこだわっていることで自分にとってもプラスになる面を見つけて、共にのばす努力が必要です。お互い攻撃性が強いので、同じ志を持って仕事をすると企業にとっては強い競争力が生まれます。広い視野を持った左脳三次元の社長と最先端の技術を開発する左脳二次元の技術者たちが、強い精神的な紐帯《ちゅうたい》を持って仕事に取り組むと、トヨタやホンダのように世界的な企業に発展していきます。**左脳三次元と右脳三次元の相性は×**です。本質を追究する左脳三次元と、どんどん勢いで広がっていきたい右脳三次元は、水と油といっていいでしょう。しかし、企業にとっては両方が必要です。左脳三次元だけでは製品は売れません。右脳三次元のような周囲をエネルギーで巻きこむタイプが営業をしてはじめて、製品が売れていきます。お互い必要なチームの一員として相手の特徴をよく理解し尊重することが大事です。**左脳三次元と右脳二次元の相性は◎**です。左脳三次元は本質を追究するあまり孤独になりがちなので、情があり、尽くしてくれる右脳二次元とはいいコンビになります。左脳三次元は合理的に見えますが、本質的なことをどんどん突き詰めると、やはり人を動かすしかないというところに行き着くので、右脳二次元の人の脳の使い方はそうとう参考になります。左脳三次元の人は気配りがへたなので、その人間関係に不器用な人が気配りのできる右脳二次元の人を大切に扱うことは、左脳三次元にとっては居心地がよく、関係をより深めます」

ミスター左脳「なるほど、相手のタイプがわかれば、対処法もわかるのですね。参考になりました。では、左脳二次元の人はいかがでしょうか。私の部下に何人かいますので、いろいろアドバイスしたいと思います」

ドクターブレイン「**左脳二次元と左脳三次元の相性は△**です。左脳二次元から見ると、左脳三次元は本質にこだわり手段を選ばないので、いい加減なやつと思うことも多々あります。長い目で見ると、左脳三次元は結果を出すことが多いので、いい加減だとは思わずに自分の持つ技術やこだわりで左脳三次元を助けて、彼の考える本質的な方向を共に目指せば、強い競争力を持つ集団がつくれます。**左脳二次元どうしの相性は○**です。自分の持つこだわりが正しい志に基づいていれば、たとえば新しい技術を開発して世の中に役立ちたいといった同じ志を持っていれば、こだわりは違おうが向かう方向は同じなので、お互いチームの一員としてうまくやっていくことができます。志が同じであれば、些細な違いは目くじらを立てず、相手を尊重したほうがいいし、こだわるところが違う組み合わせのほうが、いい製品を生み出すことができます。**左脳二次元と右脳三次元の相性は**△です。狭い範囲にこだわる左脳二次元と、どんどんエネルギッシュに開拓していく右脳三次元は、たとえば左脳二次元がいい製品を開発して右脳三次元がその製品に惚れてどんどん販売するといったように方向が一致すれば、強力なパワーを発揮します。ただし、間違った方向に突っ走ると大変なことになります。ちゃんとした方向に向かっているかを、大局的な目でアドバイスが可能な左脳三次元の仲間からチェックしてもらうか、自分も左脳三次元的な視点を養うために本を読んだり、右脳三次元の幅広い人脈の中で左脳三次元の人から学ぶ努力をすれば、現状を突破する力を発揮するいい関係になるでしょう。**左脳二次元と右脳二次元の相性は×**です。ものにこだわる、ある意味頑固な左脳二次元と、相手をいつも立てる右脳二次元は、理解不能な関係になりがちです。しかし、組織の中でどちらも大事な役割があります。相手を理解できないまでも、同じ方向に向かう者として相手の重要性を理解すれば、お互い尊重し合えるはずです。左脳二次元の人が、上記のように左脳三次元の脳の使い方を学ぶと、右脳二次元の重要性がわかるようになります。また、左脳二次元の人は職人肌で、組織で理解されがたいことも多いので、右脳二次元の人にいい点を理解してもらって応援されると、勇気がわくこともあるでしょう」

ミセス右脳「主人と私は、脳タイプから見ると相性がいいことがわかり、少し安心しました。脳から見ると人間関係も整理され、対処の仕方がはっきりするのですね。では、右脳三次元について教えてください」

ドクターブレイン「**右脳三次元と左脳三次元の相性は×**です。右脳三次元から見る左脳三次元は、意味のわからないことをずっと追求し、人生を楽しんでいない要領の悪いやつに見えることが往々にしてあります。本当の意味での理解は難しくても、チームとしてはお互い必要なので、同じ目標を持って自分の得意な役割を果たし、尊重し合えば、お互いの存在が大きな力となります。**右脳三次元と左脳二次元の相性は△**です。右脳三次元から見た左脳二次元も、なにか理解できないことにこだわる暗いやつに往々にして見えます。しかし、方向性が一致すれば強い突破力を持つ関係になるので、同じ正しい方向を目指して相手のことを理解し、意識的に右脳二次元的な脳の使い方をして左脳二次元を手助けすれば、お互い違いを補い合えるいい関係になるでしょう。**右脳三次元どうしの相性は○**です。お互いエネルギッシュで明るいので、遊ぶ時はのりがよく楽しいことになりますが、仕事においては勢いだけで精度を欠くことになりかねません。お互いその場をしきりたがるのでライバル関係にもなりがちですが、たとえば営業でも活躍する地域を分けて健全な競争をすれば、お互い似ていて理解しやすいので、いい関係になります。お互い正しい方向に向かって違う分野を開拓していけば、いいライバルでありいい友人になり、尊敬し合う関係になるでしょう。**右脳三次元と右脳二次元の相性は**○です。右脳どうしなので似ているところが多いのですが、右脳三次元は自分中心で右脳二次元は相手中心なので、どうしても右脳二次元が右脳三次元に振り回される構図になりがちです。しかし、右脳二次元が一番自分に忠実に動いてくれるので、その価値の高さを理解し、自分の右脳二次元的な面も開発するつもりで相手を尊重して学べば、自分が仕事をしていく上で大きな財産になるでしょう」

ミセス右脳「主婦仲間でも右脳三次元が多くいますので、納得できることが多くありました。では、私の脳の使い方と思われる右脳二次元について教えてください」

ドクターブレイン「**右脳二次元と左脳三次元の相性は**◎です。右脳二次元から見た左脳三次元は、不器用でぶっきらぼうだけど本質を一生懸命追求しており、つい支えたくなる関係です。左脳三次元は大きな壁にぶつかることも多いので、その時に必死で支えると、強い信頼関係が築けるでしょう。右脳二次元の人は現場主義なので、現場で本質を見るような視点を左脳三次元に教えてあげると、左脳三次元にない視点なので、信頼感はさらに増すでしょう。**右脳二次元と左脳二次元の相性は×**です。右脳二次元から見た左脳二次元は、狭いところにこだわり、自分のこだわりのためならば人間関係をこわしてもいいようにみえ、感覚的に理解が困難です。しかし根は純粋でいい人が多いので、人間関係を壊さないように母親になったつもりで根気よくサポートしてあげれば、左脳二次元は大きく伸び、いい関係にもっていけます。時間をかけて寛容な気持ちで関係を築くことです。**右脳二次元と右脳三次元の相性は**△です。右脳三次元は自分中心でエネルギッシュに行動するので、往々にして振り回されますが、右脳二次元の人が現場で本質をつかむ力をつければ、本質的なことに向かうように右脳三次元が理解しやすい形でもっていくようにできるので、お互いにいい方向に向かうでしょう。最初から深入りして、振り回されない注意も必要です。右脳二次元は左脳三次元には相性がいいので、本質を知るために左脳三次元の人の意見を仰ぐのもいいでしょう。**右脳二次元どうしの相性は**◯です。右脳二次元どうしなので居心地はいいのですが、仕事となると優柔不断なところが災いし、厳しい局面に弱いこともありります。やはり、現場で本質を見て厳しい決断もできるようにするか、左脳三次元の人のアドバイスをもらい本質に向かえば、お互い理解しやすいので、居心地がよく、なおかつ進歩していける関係になるでしょう」

ミセス右脳「私が苦手と思っていたのは、実は右脳三次元と左脳二次元の脳タイプの人であったことがよくわかりました。しかし努力をすれば、いい方向に行くこともわかったので、今後参考にして接し方を工夫してみます」

相性一覧表

	左脳三次元	左脳二次元	右脳三次元	右脳二次元
左脳三次元	◎	△	×	◎
左脳二次元	△	○	△	×
右脳三次元	×	△	○	○
右脳二次元	◎	×	△	○

脳タイプ解説

左脳三次元	自分を中心に、物事全体を俯瞰して何が本質かを見て、優先順位をつけて処理することにより質を上げるタイプ。合理主義者。 歴史的人物：(能動) 織田信長、(受動) 大村益次郎 向いている職業：作家、医師、前線の指揮官、社長。
左脳二次元	相手 (対象、言葉) を中心に、それに徹することで詳しい情報を得て、質を上げるタイプ。原理主義者。 歴史的人物：(能動) 石田三成、(受動) 細川ガラシャ 向いている職業：職人、研究者、公務員、IT 関連、参謀。
右脳三次元	自分を中心にして、現実や空間を上から俯瞰し、大事なところに集中することにより量を増やすタイプ。拡張主義者。 歴史的人物：(能動) ナポレオン、(受動) 遠藤保仁 向いている職業：レポーター、営業職、冒険家、俳優。
右脳二次元	相手 (対象) を中心に、緊密な関係を築くことにより、エネルギーを得るタイプ。温情主義者。 歴史的人物：(能動) 西郷隆盛、(受動) 桂小五郎 向いている職業：教師、カウンセラー、医療関係、芸術家、美容師。

脳タイプと職業の話

4つの脳タイプは様々な異なる特徴があり、それが社会で生きていく武器になりますので、その得意を生かすことで脳がどんどん使えるようになります。

そのためには、脳タイプにあった職業を選ぶのがいいと私は考えています。

ミセス右脳「脳タイプによる相性の話は興味深かったです。ところで、今後うちの子供たちも社会人になりますが、脳タイプ別に向いている職業はあるでしょうか」

ドクターブレイン「**4つの脳タイプは様々な異なる特徴があり、それが社会で生きていく武器になりますので、その得意を生かすことで脳がどんどん使える**ようになります。そのためには、脳タイプにあった職業を選ぶのがいいと私は考えています。たとえば、左脳三次元であれば、本質を追究し戦いに強いので、作家や外科系の医者、前線の指揮官、たとえば企業の開発チームのリーダーなどが向いているでしょう。左脳二次元であれば、狭い範囲を掘り下げるのが得意であったり、規則を厳格に守るので、技術者、研究者や職人、あとは公務員などが向いているでしょう。右脳三次元であれば、どんどん範囲を広げたり人前で何かやるのが得意なので、企画開発や営業職、冒険家または芸能関係の仕事に向いているでしょう。右脳二次元であれば、細やかな配慮ができ、深い人間関係をつくるのが得意なので、教師やカウンセラー、医療関係が向いているでしょう」

ミセス右脳「まずは**子供の脳タイプを知ることが大事**ですね」

ドクターブレイン「そうです、ただ、ひとつ注意点があります。今までのべてきた相性にしても向いている仕事にしても、一番大事なのは、『扁桃体や報酬系をコントロールしていること』です。**扁桃体や報酬系をコントロールしていなくて自分のことしか考えていない人間は、相性はすべて×で、あまり関わらないほうが得策**でしょう。なぜならば、結局は自分の利益のためのみに走るので、関係している個人や会社の足を最後はひっぱることになります」

ミスター左脳「それはよくわかります。私も人と仕事をしていて、そこにつきる気がします。自分のことしか考えていない人は、むしろ才能があればあるほど、それに周囲が目をくらまされて、被害が大きい気がします。ところで、自分のことしか考えていない『私』の人は、脳の4タイプをどのように使っているのでしょうか。そのような人を早めに見分ける参考にしたいのです」

ドクターブレイン「社会で生きていくのはきれいごとだけではすまないので、それらの人を見分ける知恵も必要です。まず、『私』の強い左脳三次元は一見本質的な正論を言っているようで、それを利用して自分に利益誘導しています。日常の些細な行動を見ていると、すべて自分の利益のためだけに動いていることがすぐにわかるので、高尚な論理に感心せずに、その背景にあるものを冷静に見て対処すべきでしょう。『私』の強い左脳二次元は自分が正しいと思う原理にこだわっていますが、まわりから見て現実にあっておらず、それをとがめると攻撃性が強いので、キレて周囲に害を及ぼすことがよくあります。圧倒的に強い力を使って短時間で完全にねじ伏せるか、全く関わらないようにしないと、しつこいので思わぬ被害にあいかねません。『私』の強い右脳三次元は周囲をエネルギーで圧倒してどんどん従えて、全く理屈の通らない集団のボスとして君臨しがちです。勢いが大きくならないうちに、情報を表に出して、正論が通用する風通しのいい組織にすべきでしょう。『私』の強い右脳二次元は相手のためと言いながら、自分の不安感や孤独感を癒やすために尽くしているので、どんどん束縛され重荷になります。自分の言動の背後にあるものをはっきり気づかせて、公を共に目指すことが必要でしょう」

ミスター左脳「思い当たることがあります……」

ドクターブレイン「そうでしょうね。『私』で行動すると痛い目にあうことが多いので、**若いうちに心を入れ替えれば、むしろ扁桃体や報酬系のエネルギーがプラスに働き、いい方向に行く可能性は高い**でしょう。しかし、40歳を過ぎても扁桃体や報酬系主体の人間であれば、最初から関わらないほうが無難です。厳しいことを言うようですが、そういう知恵も、自分の志を果たすには必要です」

ミセス右脳「論語に〝巧言令色少《こうげんれいしょくすく》なし仁《じん》〟とあるように、たしかに口がうまい人ほど悪い意図を持っていることが多いと私は感じています。それをはっきり肝に銘じないと、意外とだまされてしまうものです。ところで、向いている仕事の話がありましたが、得意な脳の使い方を伸ばすことに専念すれば、その仕事でうまくいくのでしょうか。そのあたりの、仕事でうまくいくための脳の使い方の原則があれば教えてください」

ドクターブレイン「まず最初は、**仕事で得意な脳を使って結果を出し、自信をつける**ことです。自信がつくと次にやるべきことは、**不得意な脳も意図的に使えるようにする**ことです。どの仕事も、ひとつの脳の使い方で十分ということはありません。たとえば、私の脳タイプは左脳三次元主体で、手術をするには合っているようですが、それでも左脳三次元のみでいい手術につながるということはありません。左脳二次元の、脳に関する細かい知識も必要ですし、右脳二次元の患者に対する細かな気配りも必要ですし、右脳三次元の空間に対する能力も手術には必要です。要は自分の得意な脳の使い方を基軸にしながら、不得意な脳も使えるようにすることで、さらに得意な脳が伸びていくわけです」

ミセス右脳「まずは自分の得意なことから始めて、次に不得意なことですね」

ドクターブレイン「そうです。その時の不得意な脳の伸ばし方には、順序があると私は考えています。というのは、**脳の４タイプは季節にたとえることができる**からです。左脳三次元は成果を収穫するタイプなので秋、左脳二次元は厳しい中でも粘り強くやるので冬、右脳二次元はいるだけでも周囲が緩むので春、右脳三次元はエネルギーに満ちているので夏にたとえられます。得意を伸ばして自信をつけた後にやるとよい、伸ばすべき不得意な脳の使い方は、次の季節の脳の使い方が自然だと私は考えています。たとえば私は子供の頃から左脳三次元が主体だったので、学生時代から社会人の早い段階は、左脳二次元の細かい知識や手技にも集中してきました。季節でいうと左脳三次元という秋から左脳二次元という冬に行ったわけです。あまり楽しい思いはしませんでしたが、自分の考える本質を実現するには、どうしても手術において高い技術や豊富な知識が必要なので、そういう意味ではよかったと思います。しかし、それればかりやると人間味がなくなるので、20代の後半から友人たちと遊んだりしてゆるみ、右脳二次元的な春の時代になりました。左脳のみを使うだけではしんどくて長い期間はもたないし、右脳の世界を意識的に経験するのは、人相手である医療にとっても大事なことだったと思います。そして今は、篠浦塾をつくって多くの人と接し、医療をよくしようと行動しています。これは右脳三次元の夏になったようなものです。しかし、私の方向はあくまで、医療で本質を追究する左脳三次元の方向です。だから、脳の使い方をレベルアップするには、**季節をぐるぐる回しながら、らせん**

状に脳の使い方のレベルを上げていくのが自然なように思います」

ミセス右脳「季節に沿って脳の使い方を回していくのは、感覚的には納得できます。厳しい冬の後は、ゆるむ春が人間にとって自然なものです。季節は必然性があって回っているのでしょうから、脳も自然の一部である以上は、季節の移り変わりに沿って使っていくのがいいのでしょう」

ミスター左脳「私も先生と同じ左脳三次元のようですが、季節からいうと今は冬から春といったところでしょうか。右脳二次元の妻から脳の使い方を学ばねばなりませんね」

ドクターブレイン「いいお手本が目の前にいるのでそれも大事です。左脳三次元が右脳二次元の脳の使い方を伸ばすには、『志』を持つと自然にのびていきます。**志を果たすのは自分一人では到底できず、どうしても同志が必要**です。少数でもいいので志が同じ集団をつくると、自然とその人たちには情がわき、右脳二次元の深い人間関係になっていきます」

ミセス右脳「左脳タイプは志でいいのでしょうが、右脳タイプの私はどうもそれがぴんときません。真心とか感謝とか言葉にできないことのほうが私の目指す方向としてはぴんとくるのです」

ドクターブレイン「おっしゃるとおりで、右脳タイプの人に合うのは、志より相手に対する真心や感謝、そして美しい生き方をするということでしょう。相手に対する真心があれば、どうしても相手のためになるように現実を変える合理性も必要なので、自然と左脳が使えるようになります」

ミスター左脳「**左脳右脳で自然な脳の伸ばし方が違う**のですね。ところで、これから私はチームをつくって、あるプロジェクトをやらなければなりません。私にリーダーがつとまるか大変不安なのですが、脳タイプ別にどのような役割をしてもらえば、チームとして成果を出せるのか教えてください」

ドクターブレイン「それは大変ですね。しかし、左脳三次元の人はプロジェクトリーダーにはぴったりの脳の使い方です。プロジェクトで成功するには、ライバル会社の競争にも勝たなければなりません。他社との戦争と同じといっても過言ではありません。それに参考になる例があります。それは日露戦争の時に日本海海戦を戦った連合艦隊の脳タイプの組み合わせです」

ミスター左脳「あの戦史上、唯一といっていい完璧な勝利を日本がロシアのバルチック艦隊に対しておさめた戦いですね。司馬遼太郎の『坂の上の雲』を読んで大変感銘を受けたのを覚えています」

ドクターブレイン「『坂の上の雲』を読んでいるのであれば話は早いです。戦力が拮抗しているか、むしろロシアのバルチック艦隊のほうが戦力は勝っていたかもしれないのに、日本海海戦の結果、なぜ日本側がほぼ無傷でバルチック艦隊がことごとく沈んだのか。その理由は、司令長官をはじめ戦闘員の脳の使い方が明らかに日本とロシアで違っていたということが大きく関わっていると私は考えています」

ミスター左脳「つまり連合艦隊司令長官の東郷平八郎とバルチック艦隊の司令長官のロジェストウェンスキーの脳の使い方が違うということですね」

ドクターブレイン「もちろんそれだけではありませんが、両司令官の脳の使い方の違いが大きな影響を及ぼしたと私は考えています。日本海海戦が始まった時、ロジェストウェンスキーはすぐに安全な司令室にこもりましたが、東郷は砲弾が飛び交う艦橋に戦いが終わるまで立っていました。それだけでも、ロジェストウェンスキーと違い、**東郷は扁桃体や報酬系を完全にコントロールしていた**ことがわかります。戦場は強いストレスがありますので、扁桃体や報酬系が活性化せざるをえませんが、扁桃体や報酬系をコントロールできていない人が戦場のストレスで活性化した扁桃体や報酬系に振り回されると、冷静な判断ができなくなります。ロジェストウェンスキーは、ロシア皇帝にさえ受けがよければいいという『私』の強い人でした。つまり、扁桃体や報酬系をコントロールできていない人だったわけで、東郷が決断した敵前回頭をはじめ、彼の十分な経験と熟慮と、部下の練りに練った訓練の上にとられた作戦を理解するレベルではありませんでした。東郷の脳タイプは、私は左脳三次元主体と見ています。日清戦争でもそうでしたが、彼は冷静沈着に本質を見抜いた判断をします。その上に、薩摩出身のトップの特徴として、部下に情が厚い右脳二次元の面もあり、下の人たちがのびのびと働けたのだと思います」

ミスター左脳「たしかに、私が仕事を始めた頃、失敗するとすぐに怒鳴る上司がいましたが、そのような上司は扁桃体をコントロールできていないせいか、今から見ると例外なく仕事のレベルが低かったです。私も部下にそう思われないように心しないと。それと、やはり妻にならって右脳二次元を鍛えなければ部下はついてこないわけですね」

ドクターブレイン「先ほどお話ししたように、部下と同じ志を持てば自然と愛着がわくものです。そして、連合艦隊のナンバー2といっていい参謀長の加藤友三郎はどういう脳の使い方だったかというと、左脳三次元になると私は考えています。本質をつきつめて作戦を立てるタイプで、これにより長期的なプロジェクトの発展が見こめることになります。そして、その部下が参謀になりますが、そこには左脳二次元の、物事を深く掘り下げる技術者が必要です。日本海海戦の作戦を立案した秋山真之はまさしくこのタイプで、左脳二次元の技術者が優秀かどうかが、戦いの成否に関わります」

ミスター左脳「優秀な技術者集団がいて、それを束ねる立場にいる上司が本質を見ることができる人であることが大事なのですね。プロジェクトは戦いなので、どうしても左脳が主体になるのでしょうが、右脳の人をどのように組み合わせればいいのでしょうか？」

ドクターブレイン「**左脳の人だけだと、どうしてもぎすぎすして暗くなります。各部門に右脳二次元の人がいると、人間関係に気をつかってくれるので場が和らぎ、集団の結束が強くなります**。また、実行部隊、たとえばできあがった商品を売りに行くのは右脳三次元の人が力になります。彼らは未知の分野を開拓するのに情熱を発揮するでしょう」

ミスター左脳「なるほど、そうすると強力なチームができそうです。しかし、どうすれば各人の脳の使い方がわかるでしょうか。なんとなくはわかりますが、私はそれほど脳のことに詳しくないので自信がありません」

ドクターブレイン「そのために私は以前お話ししたように『脳活用度テスト』を開発しました。私も興味があるので、テストを受けた後、ぜひともどのような脳の組み合わせの人がプロジェクトに関わり、どのような結果を生んだかを教えてください」

食と運動の話

食事と運動はセットであり、健康になるには両方に留意することが大切です。

運動といってもただ歩くだけではなく、『有酸素運動』が健康にプラスになります。

速足で歩く、ジョギング、サイクリング、水中歩行などが有酸素運動になります。

運動することがパーキンソン病や認知症の症状、不安や鬱状態を改善する効果があると証明されています。

ドクターブレイン「脳タイプと職業の話をしましたが、プロジェクトを成功させるには、大事な前提条件があります。それはミスター左脳さんが健康で毎日元気いっぱい仕事に取り組むことです。そのために重要なのが、食と運動と睡眠です」

ミセス右脳「私もそれを常々危惧していました。主人はとても忙しいのでちゃんとした食や運動、質のいい睡眠が大事だと常々感じていました。そのあたりどうすればいいのかを教えていただければ、家を守っている私としては本当に助かります」

ドクターブレイン「では順を追ってお話ししましょう。まず食の原則です。これは、2章『脳から見た教育』の食の話のところでもお話ししましたが、大事なことなのでもう一度原則をのべます。

原則1．体の中から出てくる生活習慣病（癌、心臓疾患、脳血管障害、認知症、糖尿病、自己免疫疾患等）の**予防、治療は玄米菜食を主体**にする。特に癌の場合はできるだけ有機無農薬の野菜ジュースを200cc以上毎日飲む。菜食は野菜ジュースのほか、生野菜と煮た野菜を主体にする。

原則2．**肉、乳製品、砂糖、卵は少なめ**にする。特に癌などの生活習慣病の場合は極力とらない。

（註）卵に関しては、平飼いのものは週に1個であれば問題ない。運動をしていればもっと摂取可。

原則3．**発酵食品、海産物、きのこ類等をとる日本食**が日本人の健康にはいい。

原則4．水も含めたすべての食事から**化学物質をできるだけ除く**。

原則5．**食事量を減らす**（断食をとりいれる）。

原則6．**スーパーフードを併用**して、食養法が長く続くようにする。

原則7．食の**原理主義者にならない**。つまり、長期間偏った食事はせず途中でゆるめる。

さらに、体質、季節を見て食養生を変える。

私もこの原則をできるだけ実行して体重が15キロ減少し、仕事をしても疲れにくくなりました」

ミスター左脳「最近、糖質制限ダイエットをやっている人をよく聞きます。先生の原則とは違うようですが、それに関してはどうお考えですか？」

ドクターブレイン「結論をいうと、**糖質制限ダイエットは健康を損ねる可能性が大**といわざるをえません。糖質制限を行うと、全死亡リスクが20～30％上がると報告されています。理由は明白で、糖質を制限すれば、当然エネルギーの多くを脂質やたんぱく質からとらねばなりません。脂質の摂取量が増えれば脂質異常症になって、動脈硬化が進み、脳卒中や心筋梗塞のリスクが高まります。さらに、過剰なたんぱく質の摂取は肥満の原因にもなりますが、もっと恐ろしいのは癌のリスクが高まることです。たんぱく質は総カロリーの10%以下が安全で、16%になると癌の発症率が7・5倍も増えるといわれています」

ミセス右脳「ええ、そうなんですか！」

ドクターブレイン「その上、たんぱく質をとりすぎると腎臓に悪影響を及ぼし、腎臓病を誘発しかねません。たんぱく質は窒素化合物ですから、人体の中では毒素として作用しますので、エネルギー源としては不利なのです。その結果として多くの病気を誘発します。オーストラリアの研究者らは、糖質制限ダイエットに関して、次のように結論づけています。**〝心臓不整脈、心臓収縮機能障害、突然死、骨粗鬆症《こつそしょうしょう》、癌リスクの増加、身体活動障害、脂肪異常などといった合併症は、すべて長期間にわたる食事中の糖質制限と関連している可能性がある〟**。糖に関しては、たしかに砂糖などの**単純炭水化物**は血糖値を急激に上げるので摂取するのはのぞましくありませんが、玄米などの複合炭水化物は血糖値をあまり上げず、しかも最終的には水と二酸化炭素に変わるので、一番クリーンなエネルギー源であり、食の半分はとるべきです。私の7つの原則は、米国の栄養界のアインシュ

単純炭水化物は砂糖や果物、はちみつなど、いわゆる「甘いもの」で、複合炭水化物はそれ以外の炭水化物で、米、パン、麺類など、いわゆる「主食」とよばれるものです。ただし精白された白米、小麦などは単純炭水化物になります。

タインといわれているコリン・キャンベルの膨大な研究、地中海式食事が健康にいいという研究、日本の**石塚左玄**から始まった食養の歴史、英国のイギリスの保健省や米国のハーバード大学が行った何万の人を何十年と追った研究の結果のすべてと一致する極めて信ぴょう性の高いものです。糖質制限をよしとするものに関しては少数の人間の短期間の病気や生存に関するデータしかなく、とても信じるに値するものではありません」

ミセス右脳「たしかに最近糖質制限をやっている人の突然死をよく聞きます。肉をたくさん食べてもいいので一見楽で、最初は糖質制限に流れる人も多くいますが、決して長期間やってはいけない食事だと私も考えています」

ドクターブレイン「原則の1、2、3、6に関してはすでに2章でお話ししましたので、原則5の食事量を減らすことについてご説明します。**食事量を減らすには、断食**をときたま入れることです。一番簡単な断食は半日断食で、12〜16時間食事をしないだけのことですが、これをたまにやるだけでも体調がよくなります。私も週に3、4日は必ずやっています。朝ご飯を抜くだけでできますから簡単です」

ミスター左脳「江戸時代までは1日2食だったわけで、12〜16時間食べないのは、昔は当たり前だったのでしょう。ではなぜ断食が健康にいいのでしょうか？」

明治時代の医師・薬剤師で、医食同源として『食養』を提唱しました。食養学の基礎となっているのが、食本主義、人類穀食動物論、一物全体、身土不二、陰陽調和であり、この考えをもとに桜沢如一らがさらに発展させてマクロビオティックを体系化しました。

ドクターブレイン「断食により当然、飢餓状態になるのですが、これは体にとっても大きなストレスになります。この**ストレスに対する反発力が脳や体に起こり、自然治癒力を高め、様々な病気や症状を治す**力として現れます。これは、全身の細胞レベルでも起こります。細胞は厳しい環境になると、生き残るために、生命を維持するのに足を引っ張るものを分解し、排出します。これを『オートファジー作用』といいます。オートファジー作用とは、日本語では『自食作用』のことで、生き残るために自分自身の悪いものを食べてしまうという意味です。有害物質が体内に蓄積し、体脂肪に沈着すると、癌をはじめ様々な病気を誘発します。しかし、体脂肪に沈着したこの有害物質も、断食によって脂肪の分解とともに排泄させることができるようになります」

ミセス右脳「ストレスに対する反発力というのは、先生がおっしゃっている『ホルミシス力』のことですね」

ドクターブレイン「そのとおりです。ほかにも、**断食することによって消化管からも毒素、老廃物が排出**されます。特に現代人のように過食気味であれば、腸の中に腐敗した老廃物がたくさんあり、そこからの毒素が血液に入り、病気につながります。断食により、消化、吸収をする必要がなくなるので、この老廃物を排泄することに集中することが可能になります。このように断食は、ストレスに対する反発作用により余分なものを分解排泄し、生命力が上がることが大きなメリットですが、それ以外の断食のメリットのひとつが内臓を休ませることです。現代人は特に過食の傾向が強いので、**消化管を休ませることで様々な消化管の疾患が改善**します。さらに、消化酵素を使わないことで代謝酵素をつくる余裕ができるので、体が健康を取り戻すための様々な反応をすることが可能になります。食事を少なくするほうが体温も上がり、様々な代謝が活発になります」

ミセス右脳「人間の酵素の量は一定だと聞いたことがあります。消化酵素を使わないと代謝酵素が増えるので、代謝酵素が健康にいい様々な反応を身体の中におこすのですね。人間だけではなく、動物でも断食はいいのでしょうか？」

ドクターブレイン「動物実験でも、断食などの食事制限がいいことが証明されています。一日食事を与えたらその次の日は絶食にしたラット（ネズミの一種）は、毎日食べさせたラットより長生きをします。マウス（ネズミの一種）による実験でも、お腹いっぱい食べたグループと、食事制限したグループでは、制限したほうがやはり長生きします。さらに、ラット、ハムスター、マウスを使って、生存率が食事を制限する時期によってどのように変化するかをみた実験があります。その結果、食事制限しないでお腹いっぱい食べたグループが一番早死にし、二番目は一生食事を制限したグループ、次は最初に寿命の三分の一年間は自由に食べその後制限したグループ、**もっとも長生きだったグループは、最初の寿命の三分の一年間は食事を制限し、その後自由に食べたグループ**でした。この結果は、ラット、ハムスター、マウスすべてに共通でした。この結果を人間にあてはめると、若い頃は貧しい食事をして、年をとると自由に食べるのがいいことになります」

ミスター左脳「今日本は長寿になりましたが、高齢者の方々は、戦争中は粗食だったわけで、逆にそれが長生きにつながっているのでしょうね。ところで、原則4の『水も含めたすべての食事から化学物質をできるだけ除く』は、よくわかります。いくら安全だといっても、別の動物を使って短期間しか安全性を見ていないわけで、自然の中にない化学物質をできるだけとらないのは当然でしょう。私がわかりにくいのは、原則7の『食の原理主義者にならない』、つまり、長期間偏った食事はせず途中でゆるめる、さらに、体質、季節を見て食養生を変える、というところです。なぜでしょうか？」

ドクターブレイン「これは経験的なものです。今はやりの健康にいいといわれている**『マクロビオティック』**も、ずっとやると調子を崩します。人間の身体も常に変わっているので、いくらいいといっても同じものをとり続けるとおかしくなるのは容易に想像

石塚左玄の食養に桜沢如一が陰陽論を交えて体系化した食事法や思想をいいます。玄米、全粒粉を主食とし、主に豆類、野菜、海草類、塩から組み立てられた食事で、肉はあまり食べず、無農薬・自然農法の穀物や野菜を中心とし、肉類の他に大型の魚や卵、乳製品、砂糖も控えるようにしています。

できます。先ほどの動物の実験でも、2番目に早死にするのがずっと食事を制限したグループでした。そうするのは身体にとって不自然なのでしょう。自分の身体の状況を敏感に感じて、柔軟に対応することです。おいしいものを食べると報酬系が働きドーパミンが出ますが、たまにはこれがないと人生面白くないでしょうからね」

ミセス右脳「私もたまにごちそうを食べたほうがいいというのは同感です。では、運動に関してはいかがでしょうか。健康に役立つことがあれば教えてください」

ドクターブレイン「食事と運動はセットであり、健康になるには両方に留意することが大切です。運動といってもただ歩くだけではなく、**『有酸素運動』が健康にプラス**になります。有酸素運動とは、肺から取りこんだ酸素の供給する範囲内で筋収縮のエネルギーを発生させ、呼吸、循環を刺激する運動です。脈拍が1分間に110から120を越えない範囲で、軽く汗ばむ程度。速足で歩く、ジョギング、サイクリング、水中歩行などが有酸素運動になります。有酸素運動を週に3日以上、時間は1回20分以上続けると、健康に効果があるといわれています。ねずみを使った動物実験でも、**運動することがパーキンソン病や認知症の症状、不安や鬱状態を改善**する効果があると証明されています」

ミスター左脳「なるほど、運動は大事ですね。しかし忙しくて最近全く運動をしておらず、急に有酸素運動となると筋力も落ちているし、億劫なところがあります。しかも私みたいに忙しいと、なかなか週に3日間20分の時間をとってやるのが大変です。何か家や会社で簡単にできる運動はありませんか？」

ドクターブレイン「たしかに、有酸素運動を含めたやや負荷の高い運動を行う前に、まず筋力をつけることが大事です。筋力をつけるためには、スロートレーニングといって、ゆったりした動きと軽めの負荷で、様々な部位の運動、たとえばスクワット、腕立て、腹筋運動をすると有効です。私はスクワットの代わりに階段を一段とばしで上がることで、普段の生活でも無理なく実行できるようにしています。無理ない負荷でこれらの運動をゆっくりと行うと、成長ホルモン等の分泌を促し、筋肉が容易に太くなります。運動をしないと血流が悪くなるため、いろいろなところに痛みを感じますが、このように様々な筋肉を太くして血流をよくすることにより、痛みをほとんど感じなくなります」

ミセス右脳「主人はときどきぎっくり腰になるのですが、どのような運動が腰痛予防に有効ですか？」

ドクターブレイン「私が腰痛予防で毎日行っている運動に、『**真**《まっ》**向**《こう》**法**《ほう》』があります。足裏を合わせて膝を曲げた状態、足をまっすぐ伸ばした状態、120度まっすぐ開脚した状

昭和8年に長井津によって創案された健康法です。彼は大病を患って心の平安を得るために仏典を読むようになり、その中に書かれていた仏弟子たちが釈尊に対して行っていた礼拝を自分も毎日朝晩続けたところ、元の健康体を取り戻したそうです。そこからこの体操は生まれました。

態で上体を前屈、割り坐の状態で後屈するといった4種類の簡単な運動なのですが、これが腰痛の予防、改善に極めて効果的なのです。15年くらい前までは、私は腰痛でそうとう苦しんだのですが、この体操をやり始めて以来、一度も腰痛がありません。腰痛の大半は原因不明といわれており、**精神的なストレス、特に怒りが原因**であるという話もあります。それを裏付ける報告として、慢性的な腰痛持ちの方は、左の扁桃体、つまり怒りに関わる部位が過剰に活性化していると報告されています。つまり、**腰痛は脳機能の異常から発生**していることが多く、腰痛を真向法で治すことは、逆に脳機能の改善にも役立つのです」

ミスター左脳「よく体幹の筋肉を鍛えるといいと聞くことがあります。サッカーの長友選手はそれで急激に伸びて、いまだに現役をやっています。体幹を鍛えると精神的にもプラスになるのでしょうか？」

ドクターブレイン「私は**体幹筋と帯状回は密接な関わりがある**と考えています。人間は重力に抗して立ち上がったことにより両手を自由に使えるようになり、そのため進歩し、社会をつくってきました。つまり、体幹などの立ち上がることに関わる筋肉は、人を人たらしめている筋肉といっても過言ではありません。重力に抗して立ち上がり、社会の中で生きることは、みなさんご存知のとおりストレスを伴います。動物のように食べて寝て子孫をつくるだけではすまないからです。つまり、ストレスを乗り越えるのに、我慢ややる気が必要になります。帯状回が我慢ややる気の場所だとお話ししましたが、まさしく人を人たらしめている体幹筋と帯状回は密接に関わっているようです。たとえば、帯状回に脳梗塞があると、体幹筋が弱くなり、ばたばた倒れると報告されています」

ミセス右脳「そうすると体幹筋を鍛える武道やヨガは脳にいいわけですね」

ドクターブレイン「おっしゃるとおりで、アジアにおいて昔から行われてきた**武道やヨガは、脳機能を改善するのに有効**であると報告されています。太極拳が、普通の運動に比べて、より認知症予防に有効であるという報告は数多くあります。太極拳を行うことで、癌患者の疲労や苦痛、乳癌患者の上肢のリンパ浮腫、睡眠が改善するといわれています。ヨガも同様の報告があります。ヨガは端的にいうとストレッチと瞑想が合体したものですが、ヨガをやることでストレスにより起こる交感神経や視床下部下垂体副腎系の過剰な活性化を抑制し、その結果、鬱病や認知症予防に効果があると報告されています。またヨガは、癌患者の不安、鬱、痛みを和らげ、生活の質を上げるといわれています」

ミスター左脳「瞑想の話が出ましたが、最近、鬱病の予防に瞑想がいいとよく聞きます。そのあたりはいかがでしょうか？」

ドクターブレイン「**瞑想は脳の機能を改善するのに有効**であるという脳科学的な報告が多数あります。瞑想は、覚醒した状態で何もしていないわけであり、そうすると以前お話ししたとおり、脳の平和に関わる領域の血流が増え、脳がリセットされてレベルが上がるわけです。脳科学的にみると、**副交感神経が主体になり、帯状回や右脳が活性化し、ストレスから起こった精神疾患を含めた脳の不具合を改善**します」

ミセス右脳「瞑想というと昔は宗教と関わっていたように思いますが、最近は企業や学校でもやっているようですね」

ドクターブレイン「鬱病を予防したり、脳をよりよく働かせるためにやっているようです。実際、瞑想は電車の中でも歩いていてもできます。だから、お忙しいご主人も、ぜひとも習慣として取り入れたらいいと思います。ストレスによって活性化した扁桃体や報酬系が静まりやすくなると思います」

ミスター左脳「先生は最近忙しいなかを縫って、空手と茶道をなさっているとお聞きしました。何か仕事にプラスになることがあるからやっているのでしょうか？」

ドクターブレイン「空手と茶道は動と静といった感じですが、どちらも仕事にプラスになっていると感じます。空手は型があり、やることで体幹が鍛えられ、また病院の廊下のような狭いところでもでき、その狭いところで動いてもそうとうな運動量なので短時間で汗をかき、気分がすっきりします。自分一人でも手軽にでき、ストレス解消になります。最近はなかなか忙しくて行けなくなりましたが、道場での稽古は、ちょっと集中力がなくなると危険なこともあるので、そうとう緊張します。油断すると自分の身が危ないから、集中して必死に稽古した後は、ストレスが全くなくなっているのを感じます。仕事のストレスはある意味バーチャルで命に関わることはまずありませんが、空手の場合は、へたをすると命に関わることもありうるので、脳が全力を挙げて相手に集中し、仕事のバーチャルなストレスがそれで消えてしまうのでしょう」

ミセス右脳「茶道のほうはいかがですか？」

ドクターブレイン「茶道は、相手に対する思いやりを、合理的で無駄のない動きにしていきます。これも多くの型があり、型に没頭することで仕事から離れることができ、ストレスが解消されます。型を繰り返し行い、ある程度できるようになると、自分の身体のすみずみまで丁寧に動かすようになり、周囲のお湯や水の音、季節の移ろいも感じるようになり、右脳が活性化するような感じになります。また、お茶を飲んだりお菓子を食べたりといった報酬系を刺激するものを型にして報酬系自体をコントロールできるようにしており、また、掛け軸、茶碗、棗、炉など無駄を極限まで削られた道具立てで自然の移り変わりを感じることができるので、なにか**報酬系から離れて宇宙のエネルギーが入ってくるような、たとえていえば視床下部の魂が刺激される**ような印象があります。実は、私がこれらの日本の武道や文化を習っている究極の目的は、『日本精神』を学びたいからなのです」

日本精神の話

質の高い製品を作り顧客を満足させ、
製品のよさで世界を納得させ、
その背後にある本質が日本精神であるということを世界
が知れば、
世界は変わっていくのではないでしょうか。

ミセス右脳「先生は仕事でいい結果を出すには、『日本精神』が大事だとセミナーでもよくおっしゃるし、そのような主旨で書いたトヨタに関する本も出版されていますよね。主人がプロジェクトを成功させるには、事前にそのあたりがわかっていれば大きな力になるかと思います。日本精神と仕事との関係を教えていただけないでしょうか」

ドクターブレイン「私は日本人が顧客のための産業に従事する際に日本精神に徹すれば、多少時間はかかるかもしれませんが成功間違いなしだと確信しています。もっといえば、仕事における2つの大きな問題、つまり**『扁桃体・報酬系』問題と『左脳右脳』問題を解決できる唯一の方法が、日本精神を持つこと**だと考えています。それをトヨタの例も含めてご説明したいと思います。まず日本精神とは、日本人が言っているのではなくて、台湾で言われている言葉です。台湾人が〝あの人は日本精神を持っている〟と言えば、あの人は、正直で働き者であるという褒め言葉です。これはなぜかといえば、戦前、日本が台湾を統治していたわけですが、戦前の日本の教育を受けた台湾人が、あの時代はよかったという気持ちをこめて言っているのです」

ミスター左脳「そうですか。だいぶ隣の国とは反応が違うような気がしますが……」

ドクターブレイン「戦前の日本の植民地の統治は、欧米の愚民化政策と違い、インフラを整備し、教育にも力を入れました。欧米と違い、植民地の人に向上してほしいという気持ちが強く、それを戦前の台湾人は高く評価しているのです。つまり、戦後支配した中国人は、平気で袖の下をもらう『私』の強い人たちでしたが、**戦前の日本人はそういうことはなく、『公』の精神がありました**」

ミセス右脳「それは私もよく聞きます。今度92歳でマレーシアの首相に返り咲いたマハティールも、『ルックイースト』といって、欧米に学ぶのではなく日本人に学べと言っています。もっといえば、今の日本人ではなく、戦前や戦後復興に尽力した日本人に学べということで、今の日本人にはしっかりしてくれ、アジアの中心としてがんばってくれと叱咤激励しているようなお話を聞きました」

ドクターブレイン「この本で日本精神を語る理由が、そこにあります。今、日本人が忘れ去ろうとしている日本精神を取り戻すことが、これから日本や世界がいい方向に行く鍵になると私は感じています。では、脳から見た日本精神を例をあげながらご説明します。まず、**日本精神の第一にくるのは右脳二次元、つまり相手に対する感謝、真心、誠意**になります。歴史的に見て、日本人が行ってきた右脳二次元の実例を4つあげます。まずは幕末の桂小五郎（木戸孝允）のエピソードです。禁門の変の後に、幕府に追われていた桂小五郎が但馬に隠れていた時に、甚助という遊び人が、幕府に捕まるかもしれないという危険をおかして、桂小五郎のために長州の情勢を探りに行った時の話です。

旅費も、とぼしい。弟の直蔵とふたりで工面してやっとつくったが、桂に対しては、

『ばくちで勝ちましてね』

といって、心配させずにおいた。この時代、この種の甚助、直蔵式の人間が無数にいたようにおもわれる。(『花神』司馬遼太郎)」

ミスター左脳「私も歴史が好きなので、これが幕末のひとつのターニングポイントになった話だと感じています。桂小五郎が、甚助らの情報から第二次長州征伐が始まることを知り、急ぎ長州に帰ったことで長州がまとまり、高杉晋作や大村益次郎らと奮戦し、幕府を打ち破ることにつながりました。この甚助らの損得を度外視した親切心がなければ、桂小五郎は一生但馬で金物屋の主人として終わり、幕末の歴史は変わったかもしれません」

ドクターブレイン「右脳二次元の、人に親切にしたくてしたくてしょうがないという真心が、歴史を動かしたわけですね。次の例は、和歌山県の串本町沖で遭難したトルコのエルトゥールル号の話です。

1890年、トルコの軍艦が台風にあい、和歌山県の串本町沖で遭難します。それを

村人たちが、自分のなけなしの食料を食べさしてまで、なんとか助けようとします。そして、回復した69名を、全国から集まった弔慰金とともにトルコに送り返しました。これに感激したトルコ人は、その後ずっと日本に対する親愛の情をもつようになりました。トルコの教科書にずっとのっているほどです。それが発揮されたのが、約１００年たった１９８５年の、イランイラク戦争の時です。イラクのサダム・フセインが、48時間後に自国の上空を飛ぶすべての航空機を打ち落とすといいだします。その時、多くの日本人がイラクに残っていましたが、日本国憲法の条文により、自国民を救う航空機を出すことができませんでした。それを救ったのがトルコ人でした。自国民は陸路で帰ってもらうことにして、日本人をトルコ航空機にのせ、日本まで送り届けたのです。日本人の真心が、１００年たってトルコ人の義侠心につながった話です。（『海難１８９０』小松江里子・豊田美加）」

ミセス右脳「この話は、あるセミナーでもお聞きしたことがあります。その時お聞きしたのは、日本人を送ったトルコ航空機の機長は茶道を習っており、実はそのセミナーを主催していた黄檗《おうばく》賣《ばい》茶《さ》流《りゅう》家元の中澤弘幸さんのお弟子さんとのことでした。縁はいたるところでつながっているように感じます」

ドクターブレイン「そうですか。茶道を習っていたというのも、親日感情を持つ一因だったわけですね。次は、シベリアで悲惨な目にあっていたポーランド孤児の話です。

１９２０年シベリア出兵していた日本に、ポーランド孤児を助けてほしいという要請がありました。その当時、シベリアに流刑されたポーランド人の孤児たちは、極めて悲惨な状態におかれていました。なんとか孤児たちをポーランドに送り届けたいと、そこに住んでいたポーランド人は救済委員会をつくり、欧米諸国に頼みましたが断れます。困り果てた彼らが日本に頼んだところ、すぐに快諾をえて、孤児たちは日本に送り届けられました。食べるものもなくてやせ細っていた孤児たちは、日本で家族のようにみんなに親切にされ、ぐんぐん元気になりました。そして、無事ポーランドに孤児たちを送り届けたのですが、彼らが日本から受けた恩義を忘れず、日本のことを紹介したことが、ポーランド人が親日になるきっかけとなりました。彼らを助けることは、決して豊かではなかった当時の日本人にとっては大きな負担だったでしょうが、その困った人をみると助けずにはおれない日本人の温かさが、１００年近くたったいまでも、両国の友情に役立っています。（『ポーランド孤児・「桜咲く国」がつないだ７６５人の命』山田邦紀）」

ミスター左脳「その話はポーランド人が親日になるきっかけとして聞いたことがあります。

ところで、2018年のサッカーワールドカップの日本対ポーランド戦で、決勝トーナメント進出をしたいがために日本は自陣でボール回しをしましたが、ポーランドはボールを取りに来ませんでした。私はそこにポーランド人の親日感情を感じました。先ほどのエルトゥールル号の話と同様に、100年たって恩義を返したわけですね（笑）」

ドクターブレイン「なるほど、いろいろな見方があるものです。では最後に、命のビザとして有名な、杉原千畝《ちうね》の話です。

杉原千畝は1939年にリトアニアの日本領事館に領事代理として赴任しました。いわゆる「命のビザ」を発給したのは、1940年夏になります。ポーランドを追われてきた大勢のユダヤ人避難民が、ソ連・日本を経由して第三国に移住しようと日本通過ビザを求めてきました。杉原は、要件を満たさないユダヤ人避難民にも人道上ビザの発給を認めるよう外務省に願い出ましたが認められず、悩んだ末に独断で発給を決断しました。領事館は既に閉鎖が決まっていましたが、出国直前までの約1カ月間、約6千人に発給を続けたといいます。（『杉原千畝物語―命のビザをありがとう』杉原幸子・杉原弘樹）」

ミセス右脳「先ほどお話しになったポーランド孤児もユダヤ人避難民も、シベリアから敦賀港を経由して日本に入りました。このため敦賀港は人道の港と呼ばれているそうです」

ドクターブレイン「よくご存知ですね。実はこの4つのエピソードをお話ししたのはわけがあります。私が日本精神をセミナーで語った時にたまたまこの4つのエピソードを選んだのですが、実はこの4つのエピソードには共通点があるのです。それをお話しする前にまず、千賀一生さんの提唱なさった『ガイアの法則』に関してお話ししたいと思います」

ミスター左脳「ガイアとは地球のことですね。興味深いです」

ドクターブレイン「ガイアの法則とは、地球には文明の中心となる場所があり、そこが1611年周期で繁栄と衰退を繰り返しているということです。西洋文明の中心は1611年を1単位として経度22・5度ずつ西にスピンし、同様に東洋文明の中心は、西洋文明と約800年の差をもって1611年ごとに22・5度東へとスピンします。その法則にのっとると、文明の中心は6400年前のシュメールから始まり、前インダス(西洋)、インダス(東洋)、メソポタミア(西洋)、ガンジス(東洋)、ギリシャ(西洋)、唐(東洋)、アングロサクソン(西洋)と、西洋、東洋を交互に中心にしながら約800年周期で移ってきました。一番直近のアングロサクソン中心の文明は、1200年から2000年まで続き、今まさに終わろうとしており、**今度の文明の中心は東側の経度135度線、つまり**

日本の明石のあたりに移ってきたとのことです。アングロサクソン文明は、左脳的なお金や力が主体の男性性の文明でしたが、これから始まる１３５度文明は、これとは全く反対の、**女性的な安らぎの文明になり、男性性の文明を包みこむ時代**になると千賀さんはのべています」

ミセス右脳「日本が次の文明の中心になるのですか……」

ドクターブレイン「はい。ここで先ほどのべた右脳二次元の、４つのエピソードに共通点があるという話に戻ります。私があるセミナーで偶然あげたこの４つのエピソードの場所、つまり桂小五郎が助けられた但馬、エルトゥールル号の乗組員が助けられた串本町、ポーランド孤児やユダヤ人避難民が助けられ通った敦賀港はすべて１３５度線上にあることに、そのセミナーの後に気が付いたのです」

ミスター左脳「そうなんですか！　偶然あげたエピソードの場所が**すべて１３５度線上にある**ということは、ガイアの法則に信ぴょう性を感じさせる話ですね」

ミセス右脳「私が女性だからというわけではありませんが、今の世界を見ていると果てしなく左脳同士が争っており、行きづまっているように感じます。そう意味では、女性性の時代にならないと世界が亡びる気がします。では、日本人はどのようにすればその世界を変えていけるのでしょうか？」

ドクターブレイン「私は仕事で結果を出し、左脳が行き過ぎた世界の人たちを納得させて変えていくしかないと考えています。結果を出すのは左脳主体のほうが強いですから、左脳と右脳の両方をレベル高く使いながら、より右脳を上にするべきかと思います。医療や教育でもお話ししたとおり、**魂からスタートして結果を出す**ことが今世界で求められています。そして、それができるのが**１３５度線上にいる民族である日本人であり、その元になるのが日本精神**です。トヨタでも同様のエピソードがあります。トヨタをつくった豊田佐吉の話です」

ミスター左脳「トヨタといえば、乾いたぞうきんをさらに絞るといったものすごい合理的な印象があるのですが、その創始者の豊田佐吉に右脳二次元のエピソードがあるとは意外でした」

ドクターブレイン「豊田佐吉は小学校しか出ていないのですが、中村正直の『西国立志編』を読み、発明をしたいという志を持ち、村人から借金をしながら自動織機ができないか発明にあけくれました。しかし、発明はうまくいかず、22歳の時に村から逃げださざるをえなくなりました。豊田佐吉の伝記から引用します。

佐吉が山口村を出たのは明治二十二年（１８８９）正月。夜逃げに近い状況であった。村人の目を逃れ、父の伊吉にも挨拶もせず村はずれまで来た佐吉を追って来たのは母のゑいであった。

どこか行くあてはあるのか、と問う母に佐吉は頭を振るしかなかった。ゑいは、「村の出で佐原谷蔵さんという人が神奈川県横須賀にいる」と言い、必ずそこを訪ねるように言うと紙に包んだものを渡した。銭であることは佐吉にはすぐに分かった。

村を出た佐吉が紙包みを開けると小銭も混ざって二円余りの金と手紙が入っていた。そこには横須賀の佐原谷蔵の住所とともに、「村のことは気にせず、がんばりなさい。少しだが母がハタを織って貯めた金です。持って行きなさい。私はいつでも佐吉を信じています」とたどたどしい字で書いてあった。ハタを織った工賃をこんなに沢山残せるはずのないことを佐吉は知っている。この金は今、豊田家にある全部の金である。

佐吉はひとり夜道を歩きながら号泣したことだろう。（『豊田佐吉とトヨタ源流の男たち』小栗照夫）

豊田佐吉は、一日中機織りしても貧乏から抜けだせない母親を、自動織機を作って少しでも楽にさせたい、つまり**右脳二次元の思いやりが彼の仕事の原点**になって発明の道に進み、今のトヨタの基礎をつくったのです」

ミスター左脳「そうですか。それはドイツのフォルクスワーゲンと大きな違いですね。フォルクスワーゲンは、元々ナチスが戦争中の物資や人の輸送をするためにつくった車会社だと聞いたことがあります。脳からいうと戦いに関わる左脳が原点といっていいでしょうね。だから、フォルクスワーゲンは高い技術にとことんこだわり、トヨタのように顧客に細やかに対応して多くの車種を作ろうとはしないんですね」

ドクターブレイン「もちろんトヨタも技術にこだわりますが、それは車を利用する一般庶民が安全快適に運転できるようにするためであって、その彼我の原点の違いは、実は長い目で見ると、大きな違う結果に結びついていきます」

ミセス右脳「少し前にフォルクスワーゲンが燃費をごまかした事件がありましたが、燃費をごまかすことは決して顧客のためにならないので、トヨタは絶対にそういうことをしないわけですね。トヨタは徹底して合理的なことは有名ですが、それは対顧客という右脳的な現場で、顧客のためになるようにと徹底して左脳を使って合理性にいっているわけで、そこに日本人の複雑な脳の使い方があるわけですね」

ドクターブレイン「そのとおりです。ご存知のとおり、日本は地震や台風、火山の噴火など、大災害が世界の中でもとびぬけて多い国です。大災害から立ち直るには、右脳的な、みんなが役割を果たし、協力して復興することが不可欠ですが、復興のスピードを上げるためには、左脳的な合理性がないとうまくいきません。だから、**日本人は右脳、左脳をレベル高く使える民族**になったのでしょう。そして、大災害から立ち直るのに自分一代では難しく、子孫までレベル高く脳が使えるようにならないと立ち直らないことが多々あります。だから、**日本人は『公』、つまり子孫のために自分は我慢して、教育などに投資して**きたのです。この『公』は何度もお話しするように、帯状回、つまり父親的な脳の部位が関わっていると私は考えています」

ミスター左脳「たしかにトヨタも、豊田佐吉から始まって、息子の喜一郎、甥の英二など一族から傑出した人が出てきています。優秀な社長を一族から輩出したことが、トヨタが何もないところから世界企業になったことに大きく関わっていると思いますが、これもトヨタが『公』、つまり子孫を教育しようという気持ちがあったからですね」

ドクターブレイン「おっしゃるとおりで、そうすることで民族がどんどん栄え、大きな災害にも耐えられるようになるのです。そして、もうひとつ**日本精神で大事なことは、すべ**

てにおいて『型』があり、あらゆることを『道』にしてしまうことです」

ミセス右脳「私も茶道を習っているからわかるのですが、茶道は右脳的な客に対する思いやりを、左脳的な極めて合理的で無駄のない動きにしています。それを型にしているのが茶道ですが、型をやることで自分の気持ちが落ち着き、逆に精神が自由になることを感じます」

ドクターブレイン「型は小脳に入るわけですが、**小脳は無意識の領域なので、扁桃体や報酬系から逃れられることができ、そのため気持ちが落ち着き、脳全体が働く**ようになるのでしょう。大災害があった時、外国のように扁桃体や報酬系をむき出しにして、泣き叫んだり、店を襲撃してものを盗んだりしていては、地域全体の復興はとてもおぼつきません。日本人は大災害があっても秩序正しい行動をとると外国から賞賛されますが、それはできるだけ早く復興するために、復興するための型を小脳から引き出しているからでしょう」

ミスター左脳「たしかにトヨタもあらゆる局面で型があるということを読んだことがあります。会議でもA3の紙1枚にまとめて、すぐに本質的な議論に入るようにしているとのことで、私の会社と大違いだと思ったことがあります」

ドクターブレイン「私も同感です。そして、**仕事には必ずストレスがつきものです。それ**

を乗り越えるのに視床下部が大事だということを、何度もお話ししてきました。そして、視床下部に魂があるという私の考えものべてきましたが、**仕事で脳のレベルを上げるには、やはり魂を込めて仕事をするしかない**ように私は思います」

ミセス右脳「先生のおっしゃるように、昔の武士であれば幼少の頃から視床下部が鍛えられたのでしょうが、今は望むべくもありませんから、**現代人が視床下部を鍛える一番いい方法が、魂を込めて仕事をし、仕事で魂を磨くこと**でしょうね」

ドクターブレイン「私もそれしかないと感じています。仕事は決して甘くはないので、魂を鍛えるには一番いいでしょう。しかし、仕事はつらいことだけではありません。日本精神を持って仕事をすると、必ず心の通じる同志が出てきます。**同志と魂が触れ合いながら困難な仕事で成果を出していくことが、おそらく人生で一番幸せな瞬間**ではないかと私は感じています」

ミスター左脳「たしかに幕末の京都に集まった志士たちは、日本をよくしようという志を共有して命をかけて戦っていたので、我々現代人のような孤独感はなかったでしょうね。トヨタやホンダの立ち上げの時も、外国に追いつき追い越せという志をみんなが共有していたので、仕事はとても厳しかったでしょうが、幸福感はあったのだと思います。皆が日本精神の重要性に気づき、取り戻せば、今からでもそういう時代が来る気がします」

ドクターブレイン「私もそれが日本や世界をよくする唯一の道だと信じています。**質の高い製品を作り顧客を満足させ、製品のよさで世界を納得させ、その背後にある本質が日本精神であるということを世界が知れば、世界は変わっていく**のではないでしょうか」

ミセス右脳「すごく元気が出る話です。単なる競争ではなくて、いい製品で世界をよくするのであれば、私たち女性も多くの知恵が出て、ご協力できると思います。文明の中心が日本に移る本質はそこにあるのですね」

「ガイアの法則」年表

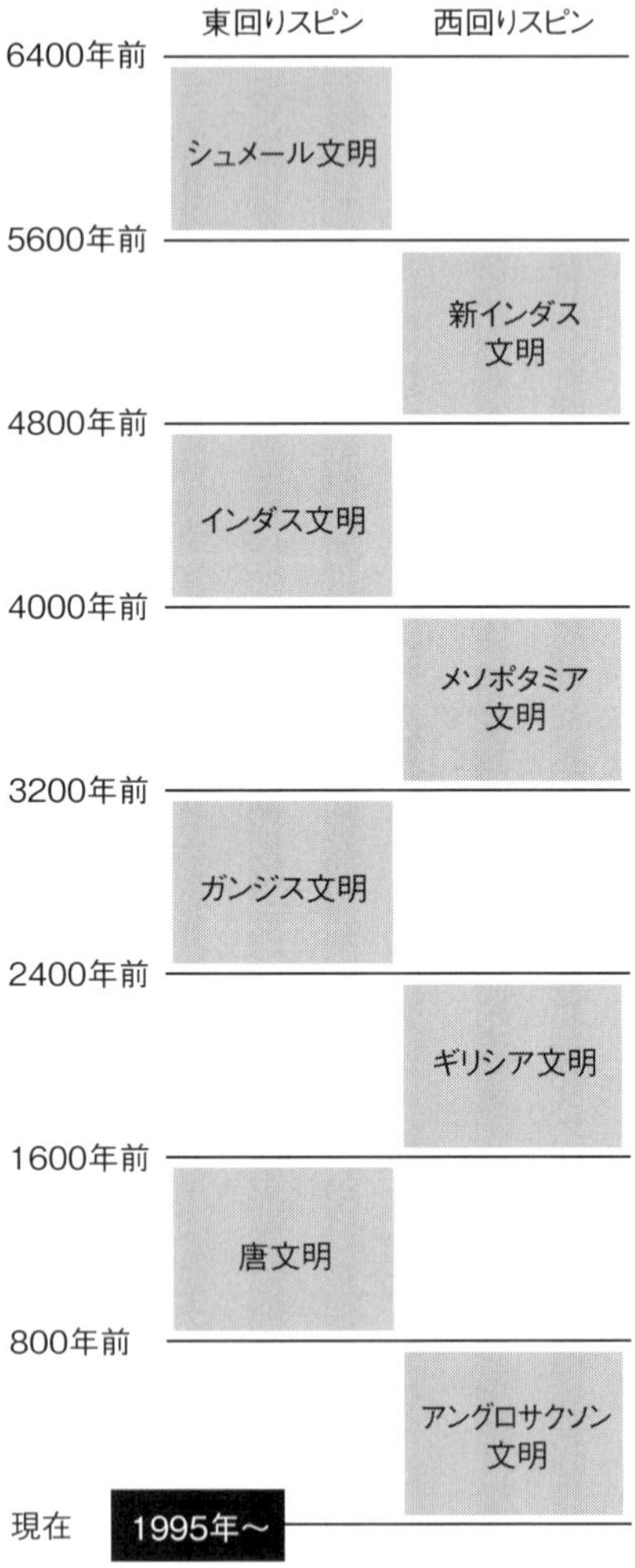

第4章

脳から見た歴史

歴史を学ぶ意義の話

歴史から学ぶ最大の意義は、自分や周囲の人や子孫が幸せになるにはどうすればいいのかというところです。

それには歴史は絶好の教科書で、どういう生き方をすればどのような結果が出るかの答えが、歴史にははっきり出ています。

しかし時代も民族も違う中でそれを解析するには、やはり脳から見ることが欠かせません。

ドクターブレイン「先ほど『ガイアの法則』に関して、文明の中心が東と西に交互に移るという話をしました。実は同様のことを文明研究家の村山節さんもお話しになっていて、**東洋と西洋の文明が８００年周期で隆盛と衰退を交互に繰り返していて、２０００年がちょうど端境期にあたり、西洋の文明がこれから衰退し、東洋の文明がこれから隆盛する**と予測を立てています。なぜそうなるかを考えると、3章の『脳から見た仕事』でものべたとおり、脳からの視点が欠かせません。その本質は、**左脳的な男性性の時代が行きづまり、右脳的な女性性の時代でないと世界が滅びてしまう**からです」

ミスター左脳「経済の分野で『コンドラチェフの法則』があります。景気が50～70年周期で好況と不況を繰り返すというのですが、これも脳から説明がつくでしょうか？」

ドクターブレイン「私が考えるに、これは扁桃体や報酬系で説明がつきます。人間は、30歳代くらいまでの若いエネルギーのあるうちに厳しい目にあうと、扁桃体や報酬系をコントロールできるようになります。なぜならば、扁桃体や報酬系を使うだけでは、一過性にはよくなりますが、長続きせず、どこかで破たんするため、それらをコントロールして、脳全体を使わざるをえないのです。たとえば、終戦後の日本は厳しい状況に置かれましたが、そのため若者が結束して日本の復興のために頑張りました。これは『公』に向かう脳の使い方であり、扁桃体や報酬系をコントロールしていないとできないことです。その彼らが、50～70歳になり会社の中心になると、会社は繁栄するわけです」

ミスター左脳「なるほど」

ドクターブレイン「しかし、その繁栄している高度成長期に若い時代を送った人たちは、甘い環境なので扁桃体や報酬系をコントロールせざるをえないような厳しい経験をしていないので、彼らが50～70歳で会社の中心になると、私利私欲つまりお金に走りバブルになったわけです。そうすると社会全体が衰退に向かいます。そうして社会が衰退した時に若い時代を送った人たちが、苦労をばねにして扁桃体や報酬系をコントロールして『公』のために働き、社会は繁栄へと向かうのです。つまり、好況と不況が50～70年周期で来るのは、**扁桃体や報酬系がコントロールできる人間が社会を動かす立場になったかどうか**に関わっていると私は考えています」

ミセス右脳「〝賢者は歴史に学び、愚者は経験に学ぶ〟という**ビスマルク**の言葉を聞いたことがあります。先生は、歴史からどう学べばいいとお考えですか？」

「鉄血宰相」といわれた19世紀のドイツの政治家です。オーストリアやフランスと戦って勝利し、ドイツを統一しました。

ドクターブレイン「私は医者ですので、私にとって歴史から学ぶ最大の意義は、**自分や周囲の人や子孫が幸せになるにはどうすればいいのか**というところです。それには歴史は絶好の教科書で、どういう生き方をすればどのような結果が出るかの答えが、歴史にははっきり出ています。しかし時代も民族も違う中でそれを解析するには、やはり脳から見ることが欠かせません。医療、教育、仕事を脳から解析した前の3章でのべたとおり、人間は脳を使って行動しているので、脳から見ることが本質になるわけです。そこで、まず前章までと同様に、2つの脳の問題が歴史をどう動かしたのかを見ていきます。最初は、『扁桃体・報酬系』問題です。今世界は、どうも扁桃体や報酬系を活性化する、つまり自国の利益のみ考える時代になりつつあります

ミスター左脳「なにか私の印象では、今の世界情勢と第二次世界大戦前の情勢とが似ている気がします。第二次世界大戦は、世界大恐慌が引き金になり、ブロック経済を米国、イギリス、フランスがとったことが大きな要因になりました。つまり、彼らは恐慌を乗りきるために他国のことなど考えず、自国と植民地の間のみの経済圏をつくって、他の国を排除してしまったわけです。そのような経済圏を持たない日本、ドイツ、イタリアは、輸出の縮小で多くの失業者があふれ、より広い経済圏を求めて外に出ていかざるをえない状況に追いこまれました。それはまるで、リーマンショック後、景気が上向かない米国が、トランプ大統領になってからなりふり構わず保護貿易に走り、英国もEUを離脱して自国に

閉じこもろうとしている状況に似ている気がします。これは脳から見てどのような解釈になるでしょうか？」

ドクターブレイン「これぞまさしく、扁桃体が世界中で活性化したから起こったことです。経済が落ちこみ多くの失業者が出ると、国全体が追いこまれ、国民の扁桃体が活性化した状態になります。特に米国、英国は合理的で左脳三次元の国だと私は見ていますが、彼らの扁桃体が活性化し、自国の利益のみを考えるようになると、世界の情勢を素早く察知して、冷徹な対応をとります。日本やドイツは、米国や英国に比べると田舎者で、常に世界情勢に乗り遅れます。私は、日本が右脳二次元主体でドイツが左脳二次元主体と考えていますが、二次元である分だけ情報の収集能力に劣る一方で情動が強く、過敏な反応をして暴発したのが過去の歴史でした」

ミセス右脳「よく国益のためといって、国の大きな方針は国益に沿った形になりますが、それも扁桃体や報酬系と関わっているのではないでしょうか？」

ドクターブレイン「私もそう思います。国益というとまるで『公』のようですが、これは決して『公』ではありません。**『公』とは子孫が栄えるための生物としての行動であり、国益に沿った行動は常に子孫にプラスになるとは限りません**。その極端な形が戦争です。

しかし、脳の複雑なところは、扁桃体や報酬系をコントロールすることは、扁桃体や報酬系を弱めたり抑えつけたりすることではありません。そうするといびつな形で暴発します。それが、今カソリックの宗教などで問題となっているところです。扁桃体や報酬系はエネルギーが強いほうがいいのです。その**エネルギーを自分を守るだけではなく『公』にもっていけばいい**のです。私と公の定義は、かつて空海が真言密教で唱えた『小欲』と『大欲』との関係にも似ています。小欲とは、自分だけが幸せになれればいいという欲であり、そのために誰かと戦い、誰かを犠牲にするような欲になります。これは『私』にあたります。これに対して大欲とは、誰もが幸せになる欲のことになります。**誰かが犠牲になることではなく、すべての人が共に幸せになっていくのが大欲**です。これが『公』にあたります。つまり、大欲のほうが小欲に比べて、よりエネルギー、生命力が強いのです。欲を抑えつけ、エネルギーを弱らせることでは決してありません」

ミスター左脳「たしかに扁桃体や報酬系が弱ると、人生が無味乾燥な気がします。自分を守るエネルギーもないのは、人間として問題です。鬱病になると、元気がなくなり、楽しいことをしたくなくなるのも、扁桃体や報酬系が弱っているからですね」

ドクターブレイン「そのとおりです。扁桃体や報酬系は、瞬間的に自分を守ったり、異性を獲得したりするもので、このエネルギーが強くないと、個体は生物としてもちません。敵に襲われ命を失ったり、子孫を残せなかったりします。もちろん、扁桃体や報酬系がコントロールできなければ動物と同じですが、人間はまず動物として個体を維持しなければなりません。そういう意味で、国益のためというのは、国民の命を預かる政府としては当たり前で、最優先のことになります。しかし、それだけにこだわると、最悪、戦争になります。今の時代は、その前夜という不安感が世界を覆っている気がします」

ミセス右脳「本当の国益は近江商人の『**三方よし**』ですね。自分の国の利益になるのも大事ですが、それが相手の国のため、世界のためになればいいわけですね。しかし、歴史上そのような例があるのでしょうか？」

ドクターブレイン「２００６年にノーベル平和賞を受賞したバングラデシュのグラミン銀行の例が挙げられるでしょう。グラミン銀行は、貧しい女性に無担保で、しかもそうとう低い金利で小口融資をし（マイクロファイナンス）、女性が返済をしやすい形にして、自立を助けています。もし縫物ができる女性であればミシンも貸し出しして、お金を返済しやすいようにしています。女性はまじめですから、ある程度余裕のある返済システムであれば、ほとんどの人が借りたお金を返済します。このため、銀行の規模はどんどん大きく

「売り手よし、買い手よし、世間よし」という経営哲学です。ビジネス用語で「Win-Win」という言葉がありますが、その上をいく考え方といえるでしょう。

なって利益が上がり、また貧しい女性もこの銀行で預金をして、何かあった時にも高利貸しに借りて破産することもなく子供の教育を継続でき、国としても豊かになりました。そのため、このシステムを持った銀行が、貧富の格差が大きくなった日本も含めて、世界に広がりだしています」

ミスター左脳「いわゆる社会事業ですね。それで思い出すのは、戦前日本が統治した台湾のことです。今も台湾で尊敬されている**八田與一**は、常に干ばつの危険にさらされていた嘉南平野に、水利技術者として烏山頭ダムを作る陣頭指揮を執り、10年の歳月をかけて当時東洋一のダムを完成させ、そこから引かれた水が嘉南平野を潤し、多くの農作物がとれるようになりました。植民地支配というと植民地から搾取するイメージがありますが、八田與一がいまだに台湾で尊敬されているように、日本の統治はむしろ相手の国を豊かにしており、これも社会事業といってもいいのではないでしょうか」

ドクターブレイン「私もそう思います。しかし、歴史を見るとそのような例はそう多くはなく、**歴史を動かしているのは結局、扁桃体や報酬系**ではないかと感じることが多々あります。ミスター左脳さんは歴史がお好きなので、具体的な人物を取り上げながら、脳から解析してみたいと思います。やはり歴史は激動の時代に大きく動くことが多いので、よく

八田の宿舎跡地は八田與一記念公園となっていて、そこにある銅像はダム完成後に八田を慕う近隣住民により建てられたものです。八田の業績は台湾の教科書にも載っていて、毎年彼の命日には慰霊祭が行われています。

ドラマや小説で取り上げられる戦国時代と、幕末から明治にかけて見てみましょう」

ミセス右脳「歴史に関しては様々な角度から見ることができると思いますが、この本では、歴史上の著名な人物の脳の使い方に焦点をあてるわけですね」

ドクターブレイン「歴史は有名な人だけではなくそれ以外の名もない人たちも動かしているとは思いますが、**ドラッカー**が〝会社の盛衰はすべてリーダーにより決まる〟とのべたように、**歴史を動かした組織のトップの脳の使い方が大きく歴史の動向に関わっているる**のは間違いないと私は思っています」

ユダヤ系オーストリアの経営学者で「マネジメント」の発明者です。「マネジメント」とは「組織に成果をあげさせるための道具、機能、機関」と定義しています。会社の経営やビジネスの世界で、世界中の人に影響を与えました。

信長、秀吉、家康と日英の脳の話

日本は台風、地震、火山の噴火などの自然災害が世界一多いといってもいい島国です。

島全体のほとんどが山岳地帯であり、それら自然の厳しさゆえに、自然に対する畏敬の念が強く、自然から学び自然に溶けこんで生活してきました。

また、稲作は多くの水を田に供給する水治を必要とするため、村人が共同で農作業をしてきました。

これらの条件が、自然や周囲の人との関係性を大切にする右脳的な方向にいった大きな要因でしょう。

ドクターブレイン「ではまず戦国時代からいきます。まず有名な3人、つまり織田信長、豊臣秀吉、徳川家康について脳から比較してみましょう」

ミスター左脳「織田信長は左脳、豊臣秀吉は右脳に傾いているのはなんとなく私にもわかります。徳川家康はどちらなのか、私にはわかりにくいところがあります」

ドクターブレイン「私も同感です。ではなぜ徳川家康が3人の中で最後まで生き残り、江戸270年の太平の世が築けたのでしょうか」

ミセス右脳「三者の性格を表した**ホトトギスの戯れ歌**がヒントになりませんか？」

ドクターブレイン「たしかに三者の脳の特徴をよくつかんでいるようにみえます。織田信長は中世の理に合わない世界を破壊していき、近世への扉を開いたという意味では、極端な左脳、特に左脳三次元主体の合理主義者だったと思います。そのため、部下の武将たちが安心して働ける環境ではなく、実績が出せなくなった武将や室町時代の古い原理にとらわれている武将は、居場所が徐々になくなっていきました。明智光秀は足利幕府の再興という古い原理にとらわれている左脳二次元つまり原理主義者であり、織田信長からみれば相性が悪く、最後に追いこまれて暴発したのが本能寺の変ではないかと私は推測しています。その点、豊臣秀吉は極端な右脳で人垂らしであり、そのため優秀な部下を集めることがうまく、またかわいげがあるため織田信長の覚えがめでたいという相性の上でのメリットがありました。しかし、彼は天下を取るまでは右脳二次元的な人垂らしでしたが、天下を取ってから右脳三次元の自分や自分の一族中心で日本を支配しようとする短期的な視点しか持てませんでした。彼に最も忠実に仕えたのは石田三成でしたが、彼は左脳二次元の典型的な官僚であり、人望にはめぐまれませんでした。そういう意味では、**徳川家康の脳の使い方が、織田信長や豊臣秀吉と比べて左脳も右脳も両方レベルが高かった**ことが、彼が最後まで生き残り、長期政権をつくった大きな理由でしょう」

ミスター左脳「たしかに徳川家康は、小牧長久手の戦いのように唯一豊臣秀吉を破った武将であり、左脳のレベルが高かったでしょうし、彼が一番信頼したのは家臣団であり、実際家臣団に惚れられており、右脳のレベルも高かったと思われます。彼らの扁桃体や報酬系はいかがでしょうか？」

ドクターブレイン「織田信長は攻撃的で、扁桃体が活性化しやすいタイプ、豊臣秀吉は女好きで報酬系が活性化しやすいタイプだったように感じます。しかしふたりとも天下をとったわけですから、それに振り回されるレベルではなく、そうとう冷静なところがあったと思います。徳川家康は両者に比べるとより扁桃体や報酬系をコントロールできており、

贈り物のホトトギスが鳴かなかった時、３人ならどうするだろうかというのを後世の人が歌にしたものです。信長が「鳴かぬなら殺してしまえホトトギス」、秀吉が「鳴かぬなら鳴かせてみようホトトギス」、家康が「鳴かぬなら鳴くまで待とうホトトギス」。これは肥前国（長崎県）の平戸藩主である松浦静山の随筆『甲子夜話（こうしやわ）』に書かれています。

帯状回、小脳、視床下部のレベルが高かったように思います。彼は8歳から19歳まで今川家の人質でしたが、今川家軍師である**雪斉和尚**からも勉学指導を受けるなど、厳しい環境の中でも生きるための有用な考え方の型を教えこまれたことが、チャンスが来るまでじっと我慢しながら、長期的な視点にたって行動ができた原動力になったのでしょう。〝人の一生は重荷を負うて遠き道をゆくがごとし。急ぐべからず〟という彼の言葉は、織田信長や豊臣秀吉と違い、**扁桃体や報酬系をコントロールするため、帯状回で我慢し、最後に勝ち抜くための生き方の型を小脳に入れ、どんなストレスにもへこたれないレベルの高い視床下部を持っている**徳川家康の脳の使い方の本質を表していると思います」

ミセス右脳「あの戯れ歌はそれを表していたわけですね。素人の質問で恐縮ですが、その優れた徳川家康でも、今の時代とはかけ離れた身分制度の強い封建主義の国家を徳川家の存続のためだけにつくったわけであり、あれほど優れた人でも民衆を中心とした国家をつくることができなかったのは、やはりその時代のせいでしょうか？」

ドクターブレイン「これはなかなか難しい質問です。たしかに徳川家康がつくった幕藩体制が幕末には時代遅れになり、むしろ日本の足をひっぱったのは事実です。そういう意味では、世界の潮流も見る必要があるでしょう」

臨済宗の僧侶で今川義元の養育係を務め、後に今川義元の家臣として政治と軍事の両面で今川家を支えました。家康が今川家に人質として預けられたのは8歳の時でした。静岡市の臨済寺には家康が幼少時に学んだ「竹千代君手習いの間」が復元され残っています。

ミスター左脳「西洋列強がアジアに進出して植民地をつくり、日本にまで押しよせてきたのは、産業革命や市民革命を抜きにしては考えられないと思います。なぜ西洋はそのような革命をアジアと違って早々となしとげ、市民中心の国家として強大な力を持つようになったのでしょうか？」

ドクターブレイン「私は脳から見て、このように考えています。江戸時代や、西洋でも産業革命や民革命が起こるまでは封建主義でしたが、これは右脳主体の社会といっていいと思います。つまり、その時代は農業が中心であり、人々が農業をやるのにそれぞれの役割を果たすという秩序が必要であり、それは人間関係に主に関わる右脳主体といってもいいと思います。ところが英国だけはおそらく庶民が元々左脳主体だったのでしょうが、小作人が領主に自分たちの権利を主張し、自分たちが豊かになる方向にもっていきました。そのため18世紀のイギリスの農民は、ヨーロッパで一番豊かだったといわれています」

ミセス右脳「日本とイギリスはユーラシア大陸の東と西の端にある島国ですが、前者が右脳主体で、後者が左脳主体になった理由は、脳から見ると何かあるのでしょうか？」

ドクターブレイン「これは私の推測ですが、島国は外敵の侵入が少ないため、ある種の脳タイプが熟成しやすいのですが、**同じ島国でも気候風土が全く違うことが、イギリスが左**

脳的、日本が右脳的になったことに影響している可能性があります。まず日本はご存知のとおり、台風、地震、火山の噴火などの自然災害が世界一多いといってもいい島国です。島全体のほとんどが山岳地帯であり、それら自然の厳しさゆえに、自然に対する畏敬の念が強く、自然から学び自然に溶けこんで生活してきました。また、稲作は多くの水を田に供給する水治を必要とするため、村人が共同で農作業をしてきました。これらの条件が、**自然や周囲の人との関係性を大切にする右脳的な方向にいった大きな要因**でしょう。ところが、イギリスはこの真逆で、台風、地震、火山はなく、国家はほぼ平坦で高い山はありません。そうすると、イギリス庭園に代表されるように、自然を人間がコントロールできるという発想になり、人間は理性的つまり左脳的になり、権利を主張してお金を貯める方向に、早くも中世の時代からいきました。イギリス社会が豊かであることと、そのため賃金が高いことが、人力から機械化つまり産業革命に向かった一因であることは間違いないでしょう。そうすると、都会に人が集まり、資本主義が勃興し、豊かな中間層が出現し、市民社会に向けて社会全体が動きだします。これが、イギリスが世界で一番早く、産業革命、市民革命をなしとげて市民社会になり、原料と市場を求めて植民地の獲得に乗りだしたことにつながりました」

ミスター左脳「民主主義の嚆矢《こうし》となった**マグナカルタ**が1215年ですから、まさしくガイアの法則のように1200年から2000年まで、経度0度のイギリスが各国に先駆けて民主主義国家をつくることで世界をリードしてきたわけですね。英米型の民主主義は、2大政党が違うイデオロギーを戦わせて政権交代をしていますが、日本は決してそのようにはなりません。これも左脳右脳の問題かもしれないですね。たとえば英米のように個人が左脳的だと、それぞれがはっきりした政治的な主張を持っており、そのため選挙で自分の主張にあっている政党を選ぶので、2大政党の交代が成り立つわけです。しかし、どうも日本はそれと違い、個人個人がはっきりした政治的な意見があるわけではなく、どちらかというとその時の流れで投票している、たとえば小泉純一郎や小池百合子が選挙で大量得票をとった時は、追いこまれた彼らが覚悟をもって選挙に臨んでいるといったその人の生き方の好き嫌いで投票しているきらいがある、それにより2大政党というよりは片側に大きく振れる傾向があるように思うのです」

ドクターブレイン「それは私も同感で、自民党という左から右まですべての政策をとりこみ現実に合わせて変えるといった、変幻自在な党がひとつあればいいという状況に日本はなっているわけです。つまり**米英のように意見を戦わせるという左脳的なものではなく、**

イングランド王ジョンが封建貴族たちに強制されて承認、調印した文書で「大憲章」ともいいます。前文と63条からなり、国王の徴税権の制限、法による支配などを明文化し、王権の制限と封建貴族の特権を再確認させました。

全体をひとつとして現実に合わせるという右脳的なもののほうが、日本人の好みに合うのでしょう。米英型の民主主義と日本型の民主主義は別物である、といってもいいと私は考えています。これは医療でも同様の話があります。『認知行動療法』という鬱病などに効果的であるという治療法がありますが、イギリスではうまくいっても日本ではうまくいかない。それはなぜかといえば、イギリス人は正しい理屈をいうと認知が変わり鬱病が治る、つまり左脳的な治療が効果的なのですが、日本は正しい理屈をいっても納得しない、その理屈をいっている人を好きか嫌いかという人間関係のほうが大きい、つまり右脳的な面が強いので、理屈では治らないということがあると思うのです。福島原発事故に端を発した放射能問題も似たような側面があると思います」

ミセス右脳「私が昔習った世界史では、1600年代に起こった**清教徒革命**で一過性にせよ共和制にイギリスはなっており、おそらく世界で初めての民主主義だったのでしょうが、同じような時代に日本が民主的になるというのは、脳の使い方からいってありえない話だったのですね。日本の庶民は、意見を言って自分の権利を主張する左脳的なやり方よりは、全体をひとつと見て、その中で自分の役割がある、つまり右脳的なやり方のほうが安心感があり、それが身分制度につながるのでしょうね」

チャールズ1世の専制政治に反対したピューリタン（清教徒＝改革派プロテスタント）を中心とする議会派による革命です。国王派と議会派との内乱の末、国王を処刑して共和国を樹立しました。

西郷隆盛、大久保利通、吉田松陰の脳の話

西洋列強によるアジア諸国の植民地化の波が押し寄せ、日本は最後の砦として戦わざるをえなくなります。その時に綺羅星のように魅力的な男たちが結束して国難を乗り越えていくわけですが、その人たちの生き方、考え方は、現代の我々が学ぶべき点が多くあります。特に私が強調したいのは、この時代の武士は『苛烈な死をしたほうが魂が伝わる』といった考え方を持っていたことです。

ミセス右脳「日本とイギリスの比較は興味深いですね。極端に左脳的なイギリスが植民地をどんどん広げて、極端に右脳的な日本と邂逅したのが幕末であり、その時に起きた非常に大きな化学反応によって明治維新へとつながったのでしょうか？」

ドクターブレイン「そのとおりで、幕末というのは脳から歴史を見た時に非常に特異な時代だと私は感じています。なぜかというと、江戸時代に鎖国をしていたせいもあり、仕事の章でお話しした『日本精神』が武士において熟成していきました。現代と比べてもはるかにレベルの高い日本精神を持った武士の集団に、西洋列強によるアジア諸国の植民地化の波が押し寄せ、日本は最後の砦として戦わざるをえなくなります。その時に綺羅星のように魅力的な男たちが結束して国難を乗り越えていくわけですが、その人たちの生き方、考え方は、現代の我々が学ぶべき点が多くあります。特に私が強調したいのは、この**時代の武士は『苛烈な死をしたほうが魂が伝わる』といった考え方を持っていた**ことです」

ミスター左脳「たしかに吉田松陰の書き残したものにも、魂の話がよく出てきます。それで思い出すのは堺事件ですね。１８６８年に土佐藩士がフランスの水兵といざこざを起こし、11名殺してしまいます。それに怒ったフランス公使のロッシュは土佐藩士20名に死罪を命じます。そこで土佐藩士は切腹するわけですが、自分たちの潔白を証明するために、切腹中に自分の臓器をフランスの立ち合い人に投げつけ、恐ろしくなったロッシュは11名でやめさせたという話があります。これも、苛烈な死をして自分の潔白を証明することで、後世の人に自分の魂が伝わるという思いから来たのでしょうね」

ドクターブレイン「魂が伝わるということは、**肉体は死んでも実は死んでいないし、魂は伝えられた人の中で生き続けている**わけです。著名な働きをした志士たちは、ほとんどが若くして非業の死をとげますが、そのような思いがあったから、死ぬまで志を果たそうとしたのだと私は感じます。では、その幕末の著名人の脳の使い方を藩別に見ていきましょう。実は篠浦塾で脳活用度テストを行っており、自分の脳の使い方がわかるようになっています。もし幕末の偉人で自分の脳の使い方に似ている人がいれば、自分の生き方の参考になるかと思います。まず、薩摩藩の英傑として、西郷隆盛、大久保利通がいます。この方々の脳の使い方はどうだと思われますか？」

ミセス右脳「私は歴史に詳しいわけではありませんが、ドラマなどを見た印象では、西郷隆盛は右脳主体、大久保利通は左脳主体という気がします。西郷隆盛は、鹿児島ではいまだに絶大な人気があるようですね」

ドクターブレイン「私もそう思います。西郷隆盛は右脳二次元、つまり温情が主体、大久保利通は左脳三次元、つまり合理主義が主体であると私は考えています。しかし、このふたりは傑出した英雄です。脳の使い方のレベルは左右とも極めて高いはずです。まず西郷隆盛ですが、彼に接すると彼とずっといたくなるような、右脳的な波動が出ていたように思います。右脳のレベルが上がると他人との境界がなくなるように、彼も接する人すべてと一体化し、動乱の時代に周囲の人に安心感を与えました。また、彼は左脳もきわめてレベルが高かったと思います。第一次長州征伐から戊辰戦争までは、彼が実質的に中心になって歴史を動かしたといっても過言ではありません。彼は左脳のレベルの高い策略家でもあったのです」

ミスター左脳「西郷隆盛は、ひとことではいえない複雑な矛盾した面を持っていたといわれています ね。たとえば、戊辰戦争を実質的に起こした策略家である西郷隆盛が、江戸総攻撃を決意して江戸の手前の静岡にいた時に、幕臣の山岡鉄舟に会い、気持ちが変わっていくところなど、単なる策略家とは違う情の深い面があるように思います」

ドクターブレイン「私も同感です。それが幕末から明治維新までの特徴のような気がします。西郷隆盛と山岡鉄舟の会談をかいつまんでいいますと、官軍の囲みを突破した山岡鉄舟が西郷隆盛と会談し、西郷隆盛による休戦の最後の条件である〝将軍慶喜公の身柄を備前藩に預ける〟を聞いて、それまではすべての条件をのんでいた彼が、涙を流しながら切々と訴えます。〝西郷さんがお仕えしている島津のお殿様が、もしも慶喜公と同じ立場であったならば、貴男は島津様を人質になさると言うのですか？〟、その言葉を聞いて、幕臣にも人物がいると感銘を受け、西郷隆盛は江戸総攻撃をやめようと決意しました。その後、江戸に着き、西郷隆盛が勝海舟に会って愛宕山に登った時に山岡鉄舟を評して〝命もいらず、名もいらず、官位も金もいらぬ人は始末に困るものなり。此の始末に困る人ならでは、艱難を共にして国家の大業は成し得られぬなり〟とのべました。実際、山岡鉄舟は、幕府方でありながら、後に明治天皇の教育係に抜擢されます」

ミセス右脳「魂のレベルの高い人たちの触れ合いが歴史をいい方向に変えたのですね。私は坂本龍馬が好きなのですが、薩長同盟締結の時にも、そのような魂の触れ合いが歴史を変えたような印象を持ちました」

ドクターブレイン「そのとおりですね。その当時、薩摩と長州は犬猿の仲で、とても同盟を結ぶ状況ではありませんでしたが、薩摩と長州が手を結ばないと、とても外国には対抗できない、力の落ちた幕府が生き延びて、日本が植民地になることは自明の理でした。そこで、一介の土佐藩の脱藩浪人である坂本龍馬が同盟の斡旋をしたわけです。しかしさすがに一筋縄ではいかず、最後の最後まで難航しました。その当時、四面楚歌で滅びる寸前だった長州藩を代表してきた桂小五郎からは、侍なので弱い立場にある自分から同盟してくれとは口が裂けても言えませんでした。かといって薩摩藩側からも同盟しようという申し出はありませんでした。そのため決裂寸前だったところを、坂本龍馬が西郷隆盛に〝桂君が可哀想じゃないか〟と言って同盟が成り立ったわけです。これも、坂本龍馬という、脱藩をして、自分の身を粉にして日本のために奔走してきた男の言うことであれば、心して聞いてやろうじゃないかという西郷隆盛の度量の深さ、つまり坂本龍馬と西郷隆盛の魂が触れ合って、厳しい状況が180度変わりいい方向にいったと感じます」

ミスター左脳「西郷隆盛の盟友である大久保利通は、西南戦争の指揮をとったこともあって、少なくとも鹿児島では冷徹な男の印象があり人気がありません。しかし、彼が紀尾井町で暗殺された時に懐に西郷隆盛の手紙を持っており、彼が何回も西郷隆盛の手紙を読んでいたことがわかります。国家のために図らずも袂をわかったふたりですが、幕末の動乱を力を合わせて乗り越えており、他人にはわからない強い絆があったと思います」

ドクターブレイン「大久保利通は死んだ時に国家のために私財を投じており、借金だらけだったという話があります。西郷隆盛も大久保利通も、あの時代人の特徴として、**公のた**

めに尽くすことのみ考えてきた男でした。西郷隆盛の西南戦争も、元々彼は勝つ気はなかったように思います。彼はその当時政府に不満のある武士たちの希望の星のようになっており、彼がその武士をひきつれて集団で自殺し、武士の世の中を終わらせないとすまなかったような印象があります。実際その後、武士たちの反乱はなくなりました。明治になり世の中を建設していく必要が出てくると、左脳的なほうが長期的な判断ができるので、大久保利通と西郷隆盛は意見が違ってしまったのでしょう」

ミセス右脳「全く『私』のないふたりでしたが、国家をつくるとなると、脳の使い方の違いが我々から見ると悲劇につながったのでしょうね。しかし、外様である薩摩藩の下級武士のふたりが中心となって日本の政治体制をひっくり返し、なおかつ建設していったわけですから、彼らの魂のレベルが高いだけではなく、左脳的な戦いに勝つ脳の使い方も群を抜いていたのでしょうね。**体制の破壊を右脳主体の西郷隆盛がやり、建設を左脳主体の大久保利通がやった**ことは、今日本における大きな問題である既得権益をどう打破するかのヒントになる気がします。では、薩長同盟の一方の長州はどうでしょうか？」

ドクターブレイン「大きく時代を変えたのは、吉田松陰から高杉晋作、大村益次郎という流れかと感じます。彼らの脳タイプはどうだと思われますか？」

ミスター左脳「吉田松陰は幼い頃から学問ができ、左脳主体なのでしょうね。高杉晋作は行動力があるので右脳主体、大村益次郎は天才軍師なので左脳主体といった印象がありますが、どうでしょうか？」

ドクターブレイン「さすがですね。私も同感です。**薩摩藩が幕末にしたたかに戦った大人の集団だとしたら、さしずめ長州藩は志のために純粋に戦った青年の集団**といってもいいと思います。彼らがどんなに追いこまれても志を貫いたことが、明治維新につながりました。その嚆矢となったのは吉田松陰でしょう」

ミセス右脳「ところで、ひとつ質問があります。先ほど出た西郷隆盛は2回島流しにあい、入水自殺も経験しました。大久保利通も、若い頃は3年間自宅謹慎のうきめにあったと聞いています。吉田松陰も24歳からはずっと牢獄にいるか自宅謹慎でした。今の我々から見れば、あまりにも苛烈な人生を送ってきたわけですが、彼らははたして幸福感を感じていたのでしょうか？　もちろん現代の我々から見ればだいぶ違う考え方、感じ方を持っていたでしょうが、たかだか150年前の人たちであり、持っている脳に関しては大きな違いはないかと思います。彼らがどう感じて生きていたかに関して、先生のお考えをお聞かせいただければ、歴史から学ぶことがもっと身近になるように思います」

ドクターブレイン「歴史を脳から学ぶことに関して、きわめて本質的な質問ですね。もちろん150年前の人のことであり、私が脳に関して今考えていることを総合して、彼らがどう感じて生きていたか想像するしかない領域ではあります。そこをご承知いただいて、私はこのように考えます。吉田松陰が首を切られたのは29歳の時でした。その時、吉田松陰の首を切った役人が、こんな人は見たことがないと感銘を受けたように、取り乱すことなく平常心を保って堂々と死んでいきました。私はここに答えがあると考えています」

ミスター左脳「死を前にして平常心ですか……」

ドクターブレイン「彼らが幸福感を感じていたのかという質問がありました。では彼らが幸福感の反対、つまり不安感や恐怖心にとらわれていたかということですが、これに関してはまずありえないと思います。侍の教育は、薩摩にしても長州にしても、**不安感や恐怖心をコントロールすること**を幼い頃から教えてきました。なぜならば、いざ戦場に行った時に不安感や恐怖心にとらわれると、正常な判断ができないからです。これを脳から見てみます。不安感や恐怖心にとらわれているということは、扁桃体が過剰に活性化してノルアドレナリンが出続けている状態です。『扁桃体・報酬系』問題のことをずっとのべてきましたが、侍は報酬系も、つまり脳からいうとドーパミンをコントロールする教育も、幼い頃から受けてきました。『飲む、打つ、買う』はすべてドーパミンが関わっていますが、ドーパミンはすぐに慣れが出てくるので、もっとドーパミンを出したいとさらにそれらを求めるようになり、はては24時間それにとらわれるようになります。そうすると戦場で頭がまともに働かないばかりか、社会的にも破綻していきます。これは決して幸せな状態ではありません。このように、**扁桃体や報酬系に振り回されると決して幸せな人生を送れない**ということを侍は知っていたので、幼い頃の教育はそれを重点的にやったのでしょう」

ミスター左脳「吉田松陰は、師の玉木文之進により、扁桃体や報酬系を完璧にコントロールする教育を受けたという気がします。玉木文之進は、侍は100%『公』に尽くすものだという信念があり、まさしくそのように弟子の吉田松陰や**乃木希典《まれすけ》**を教育しました。扁桃体や報酬系は自分の不快感や快感のことしか考えませんから、人間学でいう『私』にあたります。吉田松陰は、玉木文之進からの苛烈ともいえる教育により、扁桃体や報酬系に全く左右されなくなったわけですね」

ドクターブレイン「もちろん吉田松陰も怒ったりすることはありますが、それは義憤であり、自分のことで不快な思いをしたからではありません。人間は自分の死を意識した時に当然一番不安感を感じますが、彼は教育によりそれが全くなくなったといってもいいでしょう。そのことだけでも、彼は幸せだったといえるのではないでしょうか」

ミセス右脳「しかし彼はペリーの黒船に乗りこもうと国禁を犯した後は、ずっと牢獄か自宅蟄居でした。現代の私たちから見ると、そうとう苦しい状況だったように思えますが」

ドクターブレイン「たしかにそのとおりです。しかし、彼は牢獄に入った後、牢獄にいる人たちの得意分野、たとえば俳句が得意な人がいれば、彼から俳句を学ぶ会を開いたりして、牢獄の中でも自分たちの脳を向上させようと努力しました。また、自宅蟄居の時、松下村塾を開き、多くの若者に志を持たせ、それぞれの若者の資質に合った教育をします。彼の教育者としての実績は空前絶後のものであり、松下村塾で学んだ若者たちのほとんどが明治維新の牽引役となり、明治以降も日本のために多くの重要な仕事を成し遂げていきました」

ミスター左脳「私も本当に不思議に思うのですが、なぜあの片田舎の若者たちが、吉田松陰の教育を受けたことで、そろいもそろって活躍したのでしょうか？」

ドクターブレイン「私も同感で、先年、萩に行き松下村塾の実物を見た時に、あまりにもみすぼらしく小さいのに驚いたことがあります。私は、吉田松陰が常々のべているように、これは魂の話以外にはありえないとその時に実感したのを覚えています」

学者になることを志した乃木は父と対立し16歳の時に出奔して親戚筋である玉木文之進の門を叩きました。そして文之進の農作業を手伝う傍ら、学問の手ほどきを受けたといいます。松陰が受けた文之進の教えは乃木に受け継がれ、それは後の学習院長となった乃木から昭和天皇に受け継がれたことでしょう。

ミセス右脳「**吉田松陰の魂が塾生に伝わり、塾生の魂のレベルが上がって様々な偉業に結びついた**ということですね。たしかに、今の教育のように、単なる知識の伝達だけではありえない話ですね」

ドクターブレイン「吉田松陰の遺書である『留魂録《りゅうこんろく》』の中で、彼は人生を四季でたとえています。死は四季でいうと冬にあたるわけですが、冬が終わり春になるとまた種から芽が出るように、死んだ人の魂は次の世代につながっていくということを言っています。そして実際に、高杉晋作らが吉田松陰の苛烈な死を知り、魂を引き継ぐ決意をして、明治維新に向かってひた走りだしたわけです」

ミスター左脳「私も『留魂録』を読んで感銘を受けたことがあります。あの中で吉田松陰は、厳しい気候にも耐える粟に自分をたとえたように私は受け取りました。やはり吉田松陰が志を曲げず、厳しい人生にも耐えたことが、松下村塾の塾生に感銘を与えて、魂が伝わった面もあるのでしょうね」

ドクターブレイン「同感です。彼の**魂を磨くような生き方が感銘を与えた**と思います。また、彼の**苛烈な死が、さらに魂を伝えるのに寄与した**ように感じます」

ミセス右脳「私もなんとなくわかってきました。吉田松陰が堂々と死んだのは、魂が伝わ

この書は処刑前に獄中でしたためられ弟子たちの間で回し読みされ彼らの原動力となりました。辞世の句は「身はたとひ武蔵の野辺に朽ぬとも留置かまし大和魂」です。

ると確信を持っていたからですね。肉体は死んでも、彼の魂が弟子に伝われば、彼が永遠に生きていることになるわけですね。そうするとたしかに、死ぬ不安感はなくなるように思います」

ドクターブレイン「現代社会は失ってしまいましたが、それが**縄文時代から日本人に伝わる感覚**だったのだと思います。ところで、ミセス右脳さんが、吉田松陰は生きていた時に本当に幸せだったのかという疑問がありましたが、私は幸せだったのではないかと考えています。というのは、牢獄にいた人たちや松下村塾の塾生と吉田松陰は魂が触れ合っており、そのような場をつくったからです。人間の幸福感は、**魂が触れ合う場があり、その場の人たちと脳を向上させながら日本をよくしていこうという公の気持ちでまとまること、**つまり松下村塾のようなところで学び、それを実現するために仲間と行動することが、実は日本人にとって一番幸福感を感じるのではないかと私は考えているからです」

ミスター左脳「私も歴史が好きなのでそれはよくわかります。私の場合は受験勉強を経てきたので同級生と競争競争で、表面的には仲良くしていますが心の底では信用していないところがありました。今の日本人は受験のせいもあり、自分さえよければいいと孤独になりがちで、決して幸せには見えません。一方、幕末には多くの志士が脱藩して戦い、京都などで死んでいったわけですが、彼らは決して不幸ではなく、池田屋や寺田屋で日本をよくしようと酒をくみかわす絆の強い仲間がいたわけであり、彼らのほうがよほど幸せな気がします」

ドクターブレイン「日本をよくしようという魂の触れ合う場があったから幸せだったのでしょうね。そうでなければ、死ぬ可能性が高いのをわかっているのに脱藩はしなかったように思います。私は、その当時の人たちが脳の機能に沿った生き方を知っていたからそうしたのだと感じています。つまり、**幸せに生きるには、脳を含めた『与えられたものを使い切ること』が肝要であり、そのためには脳の機能に沿った生き方をするのが一番いい**ということです。

魂をつなぐ話

負けるのがわかっていて恩義で戦った会津藩、それに属する新撰組、長岡藩などは、後世の人たちに日本人の魂を伝えるためだけに戦ったので、つまり人としての尊厳をかけた戦いをしたので、いまだに評価されているのでしょう。

ドクターブレイン「戦国時代や幕末の歴史を見てきましたが、では、歴史から見て脳の機能の本質は何であるかといえば、**脳には大きく４つの保身がある**ということです。まず１つめは、扁桃体や報酬系という自分の保身のためだけの、短期的だけど強烈なエネルギーのある保身、２つめは、帯状回という一生立派に生きる、父親的な自分や家族を守る保身、そして３つめは、視床下部という子孫まで繁栄する、母親的な生命をつないでいくという保身です。２つめ、３つめの保身は、自分を犠牲にしても家族や子孫を救う、つまり自分以外の人の身を保つための保身ということもありえます。この３つの保身をバランスよく使うことが、我々凡人が脳を使い切るための本質であるということです。そのためのこつとして、『扁桃体・報酬系』問題、つまり扁桃体や報酬系に振り回されないということと、『左脳右脳』問題、つまり左脳と右脳の両方ともレベルを上げることが必要だが右脳をより上にするということがあります」

ミセス右脳「これまでずっとお話しになってきたことですね。では４つめの保身とは何でしょうか？」

ドクターブレイン「それは吉田松陰の生き方に見ることができます。彼は子孫を繁栄させるために生きたわけではなく、自分の身を日本民族のために使いました。これは後にのべる乃木希典と同じで**『神の領域の保身』、つまり民族や地球レベルの保身**になります。彼は29歳で亡くなりましたが、自分の脳を使い切り、自分の魂が弟子たちに伝わることを確信して死んだと思いますので、すごく幸福感はあったのではないかと私は推測します」

ミセス右脳「なるほど、幸福感は脳で感じるものですから、脳の機能を知らないと、本当に幸福だったかどうかはわからないわけですね。そうすると、幕末にはいろいろな脳のタイプの偉人が出ましたが、自分の命を天に任せて生きていたので、それぞれが幸福感を感じていたということになりますね。そうすると死ぬことにも恐怖感がなくなるので、坂本竜馬などは危ない京都に無防備な状態で潜伏したわけですね」

ドクターブレイン「そう思います。みんなそれぞれ脳の使い方が違いますが、**それぞれの脳の得意な使い方をとことんつきつめて、自分の与えられた役割を立派に果たして死んでいった**ことが、幕末の人たちの魅力だといってもいいでしょう。私はこれを『魂主導の技術と結果の追求』と考えています。西郷隆盛も大久保利通も吉田松陰も坂本竜馬も、自分の魂と対話して自分の役割を考え、そこから自分の技術、つまり西郷隆盛であれば旧体制を打ち壊す戦略、大久保利通であれば新国家の建設、吉田松陰であれば新しい国をつくる若い人への教育、坂本竜馬であれば貿易を世界相手にやるための国家の変革に関する技術を磨き、目に見える結果を出しました」

ミスター左脳「なるほど、それはすべての志士に共通したものでしょうね。高杉晋作であれば吉田松陰の魂からスタートして、一番追いこまれた状況から功山寺で挙兵し、伊藤博文をして〝動けば雷電のごとく、発すれば風雨のごとし〟という行動力で形勢を逆転させ、長州を倒幕へともっていきました。彼は大村益次郎とともに第二次長州征伐で幕府の大軍を破り、時代を変えていきました。彼らはまさに魂からスタートした技術を発揮して結果を出したといっていいでしょうね」

ドクターブレイン「幕末の歴史から学ぶべきはそこかもしれません。今の人は魂、つまりスピリチュアルに安住しているか、技術に淫しているかどちらかで、**魂のこもった技術で結果を出す**ということに関しては、幕末の人たちに遠く及びません」

ミセス右脳「話は変わりますが、幕末にはいわゆる賊軍にあたり、最後まで官軍と戦った人たちがいます。会津藩などは元々天皇のために一番尽くしたのに、いつのまにか賊軍にされ、官軍と戦うはめに追いこまれた悲劇の藩として、よくドラマにもなっています。先生はそのような人たちに関してどうお考えでしょうか？」

ドクターブレイン「会津藩は藩祖の保科正之が決して徳川家に背いてはならないという家

訓を残したため、その時代に一番損な役回りである京都守護職を引き受けました。藩主の松平容保《かたもり》はまじめに勤め、孝明天皇の信任を一番厚く受けたのですが、それが時代の急激な変化と共に裏目に出ました。そして、決して戦いたいわけではないのに戦わざるをえない立場に追いこまれ、会津戦争では多くの悲劇を生みました。もちろん、会津は東北にあり情報にうとく、古い藩の体質が悲劇の原因のひとつではあったでしょうが、彼らが徳川家に対する恩義を最後まで貫いたことは、日本人にとってすごく大事なことだったと私は思っています。視床下部は母親的とのべましたが、自分が幼くて何もできない時に育ててくれた母親に恩を返すことが人間の生きる本質であるように、**苦しい時に助けてくれた母親のような人に恩返しをすることは、日本人として生きていくうえで大変大事な考え方**ではないでしょうか」

ミスター左脳「たしかに、歴史を見ると正義の名の下に多くの戦争が起こってきたわけであり、むしろ正義は人の争いを起こす傾向がありますが、恩義はむしろエルトゥールル号の話のように、人を仲良くさせる方向にいきますからね。皮肉なことに会津藩は恩義が裏目に出たのですが、恩義で戦ったことで彼らの魂がより強く後世に伝わったともいえそうですね」

ドクターブレイン「私も同感です。戊辰戦争の時、多くの藩が雪崩をうって勝ち馬である官軍につきましたが、それは扁桃体や報酬系で動いている動物と同じように感じます。一方、負けるのがわかっていて恩義で戦った会津藩、それに属する新撰組、長岡藩などは、後世の人たちに日本人の魂を伝えるためだけに戦ったので、つまり人としての尊厳をかけた戦いをしたので、いまだに評価されているのでしょう。実際、会津藩の白虎隊の生き残りである山川健次郎は、米国に留学後、物理学を専攻する非常に優れた教育者となり、彼の孫弟子にノーベル賞をとった湯川秀樹や朝永振一郎を出すなど素晴らしい業績を上げました。彼は会津戦争で無念の思いで死んでいった人たちのことは一生片時も忘れなかったように感じます。**多くの人の思いを背負った彼の魂が、彼が優れた教育者になった原動力**になったのでしょう」

ミセス右脳「私の友人で、新撰組の土方歳三が好きで、彼が死んだ函館の五稜郭や日野市の生家まで行った人がいます。なぜ彼はいまだに人気があると思われますか？」

ドクターブレイン「やはりひとつは、彼が幕府に対する恩義で最後まで戦ったということがあるでしょう。それと同時に彼は左脳のレベルが高く、鳥羽伏見の戦い以降、自分たちが不利になればなるほど元気になり、めげることなく徹底して戦いました。なにか後世の人に、男はこのように生き、このように死ぬのだという魂を見せたような、一種清々しい人生を送ったように思います。最後まで投降せずに単騎で官軍に戦いを挑んだところも、彼の人生観を最後まで貫き、**彼の魂を次の世代につないだ**ように感じます。扁桃体や報酬系に妥協しがちな現代の我々にも勇気を与えてくれる人です」

ミスター左脳「長岡藩の河井継之助にもそういう面がありますね。日本人が恩義を忘れては日本人ではないという、ただそのことを後世に伝えるために戦ったように思います」

ドクターブレイン「日本人の魂を伝えるためだけに戦ったわけですね。それは、大東亜戦争中の特攻隊に通じる話です。長くなりますが、２０１４年3月の『産経新聞』に載った記事の一部をご紹介します。

大阪府東大阪市の市立花園中学。現３年生は入学時、髪を染めたり、ピアスをしたりといった生徒が「普通」で、暴力、喫煙など非行が絶えなかった。２０１４年3月、それが、熱血教師らの指導もあって、バラバラだった学年が劇制作などを通じて一つにまとまり、下級生にも「いい影響」が広がりつつあるのだ。卒業を控えた3年生と教師の軌跡をたどる。（中略）

昨秋、開かれた文化祭。３年生２１０人全員参加でつくり上げた劇「青空からの手紙」

が終わる頃には、会場の体育館のあちこちで嗚咽が漏れていた。

テーマは第2次大戦末期の特攻隊員の悲劇と生き方。結婚して子供が生まれたばかりの主人公・中村正は、海軍で出会った友人の坂本から「お前には家族がいる。ここは俺に任せろ」と志願を止められたが、「自分だけが生き残るわけにはいかない」と先に志願した友人に続く。結局、先に出撃したのは中村のほうで、そのまま終戦を迎えることに。終戦後、生き残った坂本が遺族の元に届けた遺書には、家族の幸せを願う中村の思いがつづられていた……。

ロングラン公開中の映画『永遠の0』を思わせる内容だが、劇を制作・上演した頃はまだ映画は公開されていない。指導・監修にあたった福島哲也教諭（32）は「まだ中学生ですから、原作の本も読んでいない者がほとんどだったでしょう。図らずも、話題の映画と同じテーマの劇を学年全体が一丸となって制作できて、教師も生徒もみな感動しています」と話す。

感動したのは3年生と教師だけではない。「いつもはざわざわと私語が絶えない1、2年の生徒も静かに劇に見入っていました」と福島教諭。保護者の多くも目を真っ赤に泣き腫らし、後日、劇を収録したDVDを見た付近の高齢者の中には「号泣される方もおられました」という。

3年前、現3年生が入学してきた時、花園中はかなり荒れていたという。

1年の時から現3年を担当している福島教諭は「この子らも、喫煙、夜遊びは当たり前で、上級生に暴力をふるったり、学校のものを壊したり、教師に暴言を吐いたり……。それほどグレてない子でも髪を染めたり、ピアスをつけて学校に来たりしていました」と振り返る。（中略）

生活指導を受ける生徒は当然、反発したが、「彼らは、どうせオレなんて、私なんて、という疎外感をどこかにもっている。教師の側が腹をくくって接していれば、自分たちは見捨てられていないということを必ずわかってくれると信じていました」。（中略）

そして、次に打った手が1年時から計画をスタートすることになっている修学旅行。平和学習ということで長年、定番旅行先だった長崎ではなく、福岡県の特攻資料館「大刀洗平和記念館」に決めた。

「原爆投下や大空襲だけが悲惨な戦争体験ではないでしょう。家族のため、国のために特攻に志願せざるをえない状況に追いこまれ、尊い命を犠牲にした若者がたくさんいたことを生徒たちに知ってもらいたいと思ったんです」と福島教諭。

事前に特攻に関する資料を調べるなどの学習をさせ、迎えた昨年6月の修学旅行当日。生徒たちの多くは、命を散らせた特攻隊員らが出撃前にしたためた遺書や遺品、特攻関係の資料を前に無言のまま釘付けになった。「生徒は特攻はおろか、戦争のことをほとんど知らなかったでしょうが、彼らなりに何かを感じ取ったようでした」（中略）

旅行後、その「何か」が具体的に形になっていく。「特攻をテーマにした劇を文化祭でやりたい」。教師たちが助言したわけではなく、自然発生的にそんな声が上がり、キャスト、ナレーター、道具係、衣装係、音響、照明、パネル、合唱など、学年全員が何らかの役割を負った。夏休み中には、オーディションで選ばれたキャストの生徒9人が稽古を重ね、2学期が始まる頃にはすべてのせりふを覚えていた。

制作委員の一人である生徒は「現代では考えられないような悲惨なことが、そんなに遠くない昔に実際に起きていたということにショックを受けました。そして、そういう人たちの犠牲の上に、今の自分たちの平和があるんだ、と強く感じました。そんなメッセージを伝えられたら、という思いで劇をつくりました」と話す。

そして迎えた9月の文化祭本番。劇の完成度は高く、榎本欣弥教頭は「私も泣きました。生徒たちに見られたら恥ずかしいので、暗闇に紛れて……」とその時の感動を語る。

「1年の頃はツッパリだった生徒も喜んで裏方の仕事をやっていました。どの子も自分が自分が、というのではなく、それぞれの役割を黙々と果たし、学年が一つになっていました。こいつらすごい、と思いましたね」（中略）

3年生の影響を受け、他学年も変わりつつある。赤壁英生校長によると、校内ですれ違ってもあいさつどころか、目を合わせようともしなかった生徒たちが「あいさつをするようになりました」。また、以前は委員会活動に生徒が参加することはなく、実質、教師だけで行っていたが、最近は積極的に生徒も参加するようになってきたという。

「まじめにやったら損する、悪いことをして正直に言ったら怒られる、という考えが改まってきたように感じます。今の3年がつくってくれたいい雰囲気を全生徒にもっと広げ、引き継いでいくことがわれわれの仕事だと思っています」と赤壁校長。

これはつい最近のエピソードですが、**特攻隊の人たちの思いが時空を超えて波動となり、彼らの魂が今の若い人に伝わった**ように感じます。そういう意味では、彼らは永遠に生きていることになります」

ミセス右脳「特攻隊の人たちの魂が、若者の目を覚ませたわけですね。もっとこういう話は若者に広がればいいのにと思います」

これからの日本と日本精神の話

日本の誇る最大の輸出品は、結果の出せる『日本精神』だと私は考えています。

今、ＡＩの出現により、左脳的な産業はＡＩにほとんどとってかわられるといわれています。

しかし、ＡＩには魂はありません。

日本精神は魂からスタートしていますから、ＡＩなどの技術が進歩すればするほど、重要になってくるでしょう。

ミセス右脳「先ほど、魂からスタートして結果を出すという話がありましたが、幕臣にはそのような人はいたのでしょうか？」

ドクターブレイン「私は、勝海舟が、あの幕臣という難しい立場から結果を出したように感じます。福沢諭吉が勝海舟の生き方を批判した『瘦我慢の説』があります。その内容は、幕臣でありながら最後まで徹底抗戦せずに平和裏に江戸城を明け渡し、その後も反省して隠棲すればともかく、明治政府に仕えて伯爵になったのは武士道に反する、というものでした。それに対して勝海舟は〝行蔵は我に存す。毀誉は他人の主張〟と答えています。彼は、徳川家に恩義を感じていると同時に日本のことを考えており、それを両立させるために平和裏に江戸城を明け渡したわけであり、あそこでもし戦ったら、徳川家が滅びたと同時に、日本の内乱につけこんで欧米の植民地になった可能性が高かったと思います。彼の努力により、明治30年に徳川慶喜が明治天皇に拝謁し、徳川慶喜の逆賊の汚名が晴れました。まさしくそのために、勝海舟は明治政府に仕えたわけであり、徳川家の恩義に報いるという彼の魂が一番いい形で結果を出したといっていいでしょう」

ミセス右脳「勝海舟はそこまで考えていたんですね」

ドクターブレイン「その後に起こった日露戦争自体も、魂からスタートして結果を出したといってもいいでしょう。日露戦争の上層部は戊辰戦争の生き残りです。幕末の教育を受けて魂のレベルの高い彼らが中心にいて、その下に西洋の技術に関する教育を受けている若い人たちがつきました。**明治の教育を受けた若者は、武士の教育を受けた上層部の肝の据わった指揮を信頼して一体となって戦ったことが、大国ロシアに勝った大きな理由**だと私は考えています。どの人も素晴らしい人たちでしたが、その中で乃木希典のことに触れたいと思います」

ミスター左脳「乃木希典は、司馬遼太郎の『坂の上の雲』で凡将として描かれていますが、最近の研究では優れた将軍であると再評価されつつあると聞きました」

ドクターブレイン「司馬遼太郎は左脳のレベルが高いので、どうしても右脳主体の乃木希典には点数がからいのかもしれません（苦笑）。乃木希典は、通常であれば落とすのに3年はかかる旅順要塞をたった5か月で落としました。それ以来、日本軍の中で一番強い将軍とロシア軍に怖れられ、ロシア軍を指揮したクロパトキンは彼に対して恐怖心を抱くあまり、奉天の戦いの時に判断を誤ったのは歴史的な事実です。乃木希典が優秀な指揮官であったことは、この事実からはっきりしていると思います」

ミスター左脳「戦後教育では乃木希典について学ぶことがほとんどないので、正しい評価が広がるのはいいことですね」

ドクターブレイン「私もそう思います。ところで私は先ほど、保身には4種類あるとのべました。乃木希典は吉田松陰とならんで、第4の保身といってもいいのではないかと感じています。彼の保身は、人類全体、地球全体の保身といってもいいでしょう。乃木希典は、日露戦争で2人の子供を亡くしましたが、彼は〝これで戦死した人たちに申し訳が立つ〟と言って養子をとらず、そのまま乃木家は断絶しました。その旅順の戦いの後、敵の司令官のステッセルを礼儀正しく遇し、その後、彼が祖国で死刑になると聞き、彼が素晴らしい戦いをしたことをロシア政府に知らせて嘆願運動をし、命を助けることができました。死刑はまぬかれましたがその後貧しい暮らしをしていたステッセルに、乃木希典はずっと仕送りをしました。**扁桃体や報酬系がある以上、地上から争いがなくなることはない**でしょう。しかし、いったん争った後は扁桃体や報酬系の世界から離れて、相手に敬意を払い友人とならないと、永久に争いが続き、はては人類が危ういことになりかねません」

ミセス右脳「なんだかラグビーの『ノーサイド』と似ていますね」

ドクターブレイン「そうですね、通じるものがあります。乃木希典ら、あの当時の日本人の空前絶後といっていい敵に対する厚遇のみが人類をいい方向にもっていけると私は感じています。戦争であれば人が死ぬことは避けられませんが、彼はそれに責任を感じて明治天皇に殉死したことをみると、実は彼が一番日本の平和の望んでいたのではないか、庶民が平和に暮らすことを望んでいる天皇の思いを一番わかっていたのではないかと感じずにはおれません。第4の保身とは、彼のような生き方が、**人類や地球が存続していくことにつながる広がりを持っている**ということです」

ミスター左脳「旅順の戦いの時の観戦武官であったマッカーサーが、戦いが終わり水師営で乃木希典がステッセルに佩刀《はいとう》を許したのを見て、神を見たと感じたようですが、第4の保身はたしかに神に近いということになりますね。日本全国に吉田松陰や乃木希典を奉る神社があるところを見ると、庶民も同じように感じていたのでしょうね。ところで、そのような見事な生き方をかつての日本人はしてきましたが、戦後はがらっと変わりました。今の世の中について、先生はどうお考えでしょうか」

ドクターブレイン「戦争に負けたことで、戦前のいいものも含めてすべて否定されました。これに関しては拙著『戦争好きの左脳アメリカ人、平和好きの右脳日本人』で、たしかに**左脳では負けましたが、右脳では負けていない**とのべました。右脳には勝ち負けはありません。日本が立ち上がったことで、アジアやアフリカの独立が早まったのは歴史的な事実です。戦後、日本人は自由になり、いいことも多いかもしれませんが、日本人にはどのような素晴らしい特徴があったのかを忘れてしまったように感じます。つまり、それが『日本精神』です。しかし、今一部の人がそれに気づき始めたようにみえます。日本精神を持った人たちが、世界を動かしだしたのです」

ミセス右脳「どんな方がいるんですか？」

ドクターブレイン「その例を2つあげます。ひとつは、村田早耶香さんが立ち上げた『かものはしプロジェクト』です。かものはしプロジェクトは、子供が売られない世界をつくるために活動しているNPO法人で、カンボジア、インド、日本で活動しています。この活動は、彼女が19歳の時に『子供が売られる問題』と出合ったことから始まりました。彼女が授業で読んだ新聞記事に書かれていたのは、東南アジアに住むミーチャという女の子が貧しさのため12歳で出稼ぎに出て、強制的に売春宿で働かされ、20歳でエイズによって亡くなったということでした。彼女は亡くなる間際、〝学校へ行って勉強してみたかった〟と言っていたといいます。ちょうど亡くなった子と同じ歳くらいだった彼女は、その話に強い衝撃を受けました。そして、その事実を自分の目で確かめたいと思い、19歳の夏休みに初めてのアルバイトで貯めたお金でタイのスタディツアーに参加しました。滞在中、彼女は児童買春の被害者を保護している施設を訪問し、そこで5歳くらいのエイズ孤児に会いました。その子の母親は17歳の時に売春宿に売られていて、その子も母子感染したエイズウィルスを持っていたのです。彼女は仲間と話し合い〝今この瞬間にも売られている子供を助けたい！〟という強い思いが湧き上がり、彼らと一緒に在学中の２００２年、『かものはしプロジェクト』を設立しました。今もカンボジアやインドにおいて、職業訓練や雇用をつくりだす活動で、彼女らが貧困から抜けだし、自立するお手伝いをしています」

ミセス右脳「大学生が元々自分と関係のない世界の恵まれない人たちを救おうと立ち上がったことはすごいことですね。これこそが日本精神の発露という気がします」

ドクターブレイン「私もそのような若者が出てきたことに感動します。もうひとつは、『キシ・エンジニアリング』という会社を立ち上げた岸征男さんです。この会社では、まず産業用の省力機械、ロボットの製造、また、医療福祉機器の開発と製造をし、高齢者、障害者の自立を促す機器を中心に開発をされています。これらの機器の中に脳障害者用の人工呼吸器があります。これは日本のみならず世界中で脳障害を持った方や家族の方から絶大なる支持を得ています。実は岸さんの娘さんは生後7か月の頃、病気がきっかけで脳障害者となってしまわれました。そんな娘さんを救いたい一心で、岸さんはあらゆる手を尽くし海外にも出かけました。そんななか、アメリカの人間能力開発研究所で『呼吸のプログラム』が考案されたとの情報を得ました。胸のまわりを手で閉めたり離したりすることで呼吸を助け、脳に酸素が届きやすくする方法です。しかし、このプログラムを毎日家族が何時間も行なうことはとても大変なことです。そこでエンジニアである岸さんは、自分でこの機械を作る決断をされ、自分の持っている知識、経験を駆使して開発に着手されたのです。何度も改良をしながら２０１０年にアメリカの企業と契約を結んで、ライセンス生産することが決まるまでになりました」

ミスター左脳「先生のおっしゃる**魂からスタートして技術を高め、結果を出した**素晴らしい話ですね。ところで先生も篠浦塾を立ち上げて活動していますが、やはりそれも、そのような志があってのことでしょうか？」

ドクターブレイン「そうですね。振り返ってみると、私は30歳の頃、悪性の脳腫瘍を治せないかという志を持ち、米国にも留学して研究をしました。しかし、論文は出るのですが脳腫瘍を治すまではとてもいきつかず、そのうち臨床に戻ったわけです。そこで気が付いたのは、当たり前のことですが、**現場で患者さんから学ぶ**ことで、少しでも悪性脳腫瘍が治る方向にいかないかということでした。患者さんの中には、なぜか同じ治療をしても想像以上によくなっている人がいる、そこでなぜよくなったかお聞きすると、患者さん自身が自分で考えていろいろいい食や運動をやっているんですね。そこで、それらを西洋医療と一緒にやる、つまり**統合医療が大事**なのではないかと、2年半前より篠浦塾を始めて、食、体、脳の使い方に関するセミナーを開催し始めました。そこでも様々な人から学び、何が大事なのか、何が結果を出せるのかがだんだんわかってきました。そこで、それを病院内の患者さんだけに伝えるのではなく、病院外で患者相談会や脳の使い方に関するカウンセリングを始めて、さらに多くの人に伝え、自分も実践の場で学ぶようになったのです」

ミセス右脳「西洋医療だけではなく、どのような食がいいのか、運動や施術がいいのか、どのような脳の使い方をすれば幸せになるのかということは、我々庶民にとってすごく知りたいところです。始めてみてどのような手ごたえがございますか?」

ドクターブレイン「私もかつてそうだったのですが、統合医療に関する本当の情報を知っている人が、医者も患者も含めてほとんどいないということに驚きました。そういう状況ですので、本当に患者さんに役立つ情報をどんどん広げていきたいと思っています。最近は地方にも、セミナーなどで広げているところです。今は本のみならずDVDやネットで勉強もできますので、難しい話ではないと思います」

ミスター左脳「先生のやられていることは素晴らしいと思いますが、私も会社勤めだからわかりますが、新しいことをやると、既得権益を持っている人と必ずぶつかります。そのあたりはいかがだったのですか？」

ドクターブレイン「それは過去にもありましたし、今もあります。これは歴史的に見ても、必ず起こることです。**既得権益を守ろうとする人は扁桃体や報酬系が主体の人たちで、自分だけがおいしいめにあいたいだけで、顧客の本当の幸せを考えていません**。それが各分野において進歩の足を引っ張り、限界まできているのが今の現状です。医療界でいえば、医療費が右肩上がりでどうしようもないので、国は保険料を削減し、その結果、今年の病院の倒産件数は過去最悪になるようです。医療界にも既得権益があり、その人たちが効率の悪い医療をやっているので、このようなことになっているのです。今それを少しでもよくしようという人たちが集まり、同志として活動しているのが篠浦塾といっていいでしょう。そのような志を持っている人は、日本精神を持っているので、集まっている場がすごくよく、そこにいるだけでもやっていてよかったと思っています」

ミセス右脳「私たちも心の底から応援しています。ところで、先ほど既得権益の話が出ましたが、今の日本は彼らが会社などにしがみついているせいか、若者を中心に閉塞感が漂っています。これからの日本はどうなっていくのでしょうか。また、どうすればいいのでしょうか？」

ドクターブレイン「ホンダをつくった本田宗一郎が、戦後復興した最大の理由は、既得権益を持った年寄りが戦後アメリカにパージされ全部いなくなったからだと言っていました。戦後の日本は、若者がそのため活躍する場ができ、というか国自体がどん底まで落ちており、若者が活躍しないと復興しないので、多くの活力のある産業が育ちました。おそらく、これからも同じような状況になると感じています。各方面で限界がきており、既得権益の人たちとともに、**顧客の役に立っていない集団は崩壊する**のではないかと思います」

ミスター左脳「たしかに、今は大企業が不正を働いてきたことが表面に出て、どんどん倒産する時代になりました。しかし、それは日本がこれからよくなるには仕方がないことなのですね。では、次の時代をつくるには、我々若い世代はどのような心構えでいたほうがいいのでしょうか？」

ドクターブレイン「私は脳の本質を知り、それを見据えて行動するしかないと思います。歴史のところでも何回ものべましたが、**魂からスタートして技術を上げ、結果を出すことを、自分の取り組んでいる仕事で根気よくやっていくことが一番大事**なことかと思います。

決してそれは簡単なことではありません。そのためには、日本精神を持った同志を社内だけではなく、社外にもつくるべきでしょう。社内は簡単には変わりませんが、社外であればある程度自由に活動ができ、そのネットワークがいずれ仕事にプラスになります。これは、実際私が篠浦塾で経験していることです。社内はどうしても利益を出す必要があるので現実的になりますが、社外であれば、非現実的な理想を追うことも、ゆっくりと時間をとってできます。私はそれがいずれ新しい産業になると思っています」

ミセス右脳「魂に沿ったことは、なかなか社内ではできませんものね。社外で魂に沿ったことをやるのは、精神衛生にもいいように思います。それが産業までいければ最高ですね」

ドクターブレイン「前章で『ガイアの法則』の話をしました。**これからは女性性、日本の時代になるという予言です。私は、それしか世界を救う道はない**と思います。日本人が日本精神を取り戻し、人の役に立つ産業、たとえば医療産業であれば、西洋医療のみならず統合医療をして、治せない病気が治せるようないい結果を出せるようになると、世界の人たちがその背後にある日本精神に興味を持つと思います。日本精神を持った人たちが、世界の様々な問題、たとえば貧困や自然破壊の問題に取り組み産業をつくれば、世界はどんどんよくなり、同時に日本精神もどんどん世界に広がっていくのではないでしょうか。女性性が主体になると、自分の利益のために争うことが静まっていく、つまり脳からいうと『扁桃体・報酬系』問題、『左脳右脳』問題が改善されていくと私は考えています」

ミスター左脳「なるほど、脳の本質からせまれば、我々の行くべき道が見えてくるわけですね。人の役に立つ産業を世界でつくっていくということは、つきつめていえば日本精神を世界に輸出することになるのでしょうね」

ドクターブレイン「そのとおりです。日本の誇る最大の輸出品は、結果の出せる日本精神だと私は考えています。今ＡＩの出現により、左脳的な産業はＡＩにほとんどとってかわられるといわれています。しかし、ＡＩには魂はありません。**日本精神は魂からスタートしていますから、ＡＩなどの技術が進歩すればするほど、重要になってくる**でしょう」

ミセス右脳「たしかに、コンピューターなどの技術は重要ですが、これからの時代は人間の魂を重んじる時代になる気がします。いくらインターネットを見ても、どの医者がいいのか、どの治療法がいいのか本当のところはわかりません。実際に医者に会って、その人が信用できるのか、もっといえば魂のレベルが高いのかを見ないと、自分の大事な人を任せる気にはならないでしょうね」

ドクターブレイン「これからは、すべての顧客産業で日本精神を持った人たちの集団ができるような気がします。たとえば医療でいえば、医者が日本精神を持っていれば安心して相談できるし、私から見れば患者さんが日本精神を持っていれば、治療もスムーズにいくし、結果も出やすいと感じています。これは医療だけではなくて、教育もそうでしょう。教師と両親や生徒がそういう集団をつくれば、発達障害などの改善もスムーズにいくはずです。顧客を持つ会社も、顧客とそのような集団をつくれば、製品の質もどんどん上がり、顧客も安心して買うことができるので、安定した売り上げが望めるでしょう」

ミスター左脳「それはたしかに、昔からやっていた日本的なやり方ですね。西洋の産業であれば、顧客から利益を吸い取ろうとする狩猟のようなやり方をやっていますが、日本の産業は農業と同じで、顧客との信頼関係を長い時間かけて醸成してから、この人であればいい製品を売るだろう、アフターサービスもいいだろう信頼してもらい、製品を買っていただくというやり方ですから、ある意味真逆です」

ドクターブレイン「まさしく、日本人が一番得意としたやり方です。自分がどのような職業につくのかは天命としかいいようがありませんが、それぞれの人が**自分がついた職業に魂を込め、その製品を通じて、製造販売する人と顧客がお互いに魂を磨き合うことが、みんなが幸福になる王道**のように感じます。脳というのは人間の本質です。それを知ってその機能に沿って生きていくことが、この混迷した世の中をよくしていくことに通じていくと私は確信しています。いい製品は背後に、脳をよりよく使うことに通暁して、製品を通して自分も顧客も幸せになろうとする人間がいないとできません。つまり脳の機能に沿って生きている人間のみが本当にいい製品を作れるわけで、それは日本精神を持った人しかできないと私は感じています。いい製品を輸出することで、日本精神を輸出して世界をよくしていくことを、台湾やマレーシアなどアジアの多くの国が望んでいます。日本人は、これからはそのような**重大な使命を帯びた立場にある民族である**ということを自覚して、自分の持ち場持ち場でそれに向けて邁進していかなければなりません。そうすると日本精神を持つ仲間が自然とでき、結果を出せるのみならず、自分自身も幸福感を感じるようになるでしょう。そのためには、何度も強調しますが、本当の意味で脳の使い方を知ることが肝要です。そうすれば、迷いなく自分の進む道が見えてくるでしょう。では最後に、おふたりのご感想をお伺いして終わりにしたいと思います」

ミスター左脳「今度の本でいろいろ語り合って、感じるところがたくさんありました。脳の話は複雑で、これからも研究が進みどんどん進歩していくでしょうが、本質はおそらくこの本で語り合ったところではないかと、医療、教育、仕事、歴史における共通点を見て感じました。特に、日本人は脳の使い方がかつて優れていた民族であったこと、現時点の自分の脳の使い方のレベル、今後日本人はどうすべきかがだいぶわかってきて、元気が出てきました。今後の人生に生かしたいと思います」

ミセス右脳「『扁桃体・報酬系』問題、『左脳右脳』問題という言葉が何度も出てきました。脳科学に疎い私には、このような脳科学の用語は難しいのではないかと思っていましたが、それら各分野に共通する大きな問題を、魂というところからスタートすれば解決できるのではないかというお答えをお聞きして、私の今まで感じてきたことと非常に近いところがあり、納得ができました。我々は子供たちの教育にも関わっている世代なので、これをどう子供たちに伝えていくかが大事かなと思いました。それには、子供たちにも脳に関して学習してもらい、それを基に自分たちの生き方を考えてもらい、結果を出して自信がつけば、その方向に確信をもっていけるのではないかと感じました。日本が世界を変える主役になるには、彼らが**若い頃から志を持って、世の中に貢献していこうとすることが大事**です。そしてそうすれば、世の中がどんどんよくなっていくでしょうから、本当に楽しみです。貴重なお話どうもありがとうございました」

あとがき

魂を感じやすい右脳民族・日本人に課せられた本質的な課題とは……

私は、脳活用度テストをすると左脳三次元、つまり物事の本質に興味があるタイプなので、今回、**脳から見てすべての分野の本質が何なのか**を考えたいと思い、この本を書いてきました。私ひとりの頭では難しいので、以前の本でも登場した左脳主体と右脳主体の若い夫婦を設定して会話形式にしましたが、彼らは何回も登場したせいか人物のキャラクターが立ってきて、私の想定以上に自分勝手にしゃべりだし、物事をいろいろな方向から見ることができたように思います。

そして、私は左脳なので、論理的なところから考えようと思い、**すべての分野にまず『扁桃体・報酬系』問題と『左脳右脳』問題があり、それをどう解決するのか**を考えたつもりですが、どの分野でも結局その2つの**問題を解決するのに魂がまず大事である**という結論に行きついてしまったのには、実は自分でも驚いています。

日本人のルーツは1万5000年前から1万年以上続いた縄文人です。**縄文人は最近の研究で右脳的な人たちであり、争いがなく皆が助け合って暮らしていて平和的であった**といわれています。そのような平和な民族が1万年以上続いたことは奇跡的なことであり、それは日本が島国であり、自然が優しくて厳しいという環境がそのような人たちをつくってきたのだと思われます。

魂は、様々な臨死体験の報告からみると右脳的であることは間違いないと思いますが、縄文人もお墓を集落の真ん中に作っており、死後の世界と密接につながり、右脳的であるがゆえに、魂を身近に感じていた人たちのように私は想像しています。

日本人はそのような縄文人の遺伝をついでいるので、**先進国で唯一といっていい、争いを好まない右脳的な民族**になっていったのでしょう。そういう意味では、日本人がいろいろな分野において、世界の中でも重要な役割があることは自明の理であり、その自覚とその役割を果たす覚悟が今求められる時代になりました。

魂からスタートして技術を磨き結果を出すことが、魂の存在を感じやすい右脳民族である日本人に課せられた本質的な課題だと私は考えていますが、これを成し遂げるのはきわめて大変なことだと自分の経験からも感じています。それほど、扁桃体と報酬系や左脳が優位な状況はかつてないほど日本人の中に浸透しており、この流れを変えるのは大変なエネルギーがいります。

たとえば、西洋文明を信奉している人に魂が一番大事だというと、とたんに科学的でないとアレルギーを起こし、聞く耳を持たない人が多くいます。しかし日本人、特に女性は、魂を実感として感じる人がいまだに多くいて、むしろその流れはどんどん加速しているように感じます。

私は、魂を信じる人たちが単にスピリチュアルに安住するのではなく、左脳も使う集団をつくって結果を出すことが、困難な現状に突破口を開く唯一の方法だと確信しています。

私も含めて世の中でそのように考えている人は、まだスタート地点についたばかりです。

私も篠浦塾を始めて2年半になり、いろいろな人が集まってきましたが、時間がたつにつれて結局、『日本精神』を持った人が中心メンバーになり、次の段階、つまり結果を出すために現場に飛びこんでいるところです。

そして感じることは、**日本精神を持った集団が、現実を変えようと協議を重ね、行動するくらい面白いことはない**ということです。現実を変えようと腹をくくると、はかられたようにこれはという人に出会い、世界が広がっていくダイナミズムがあります。

おそらく幕末も終戦後も、沸騰するようなダイナミズムを持っていたでしょうが、これからの日本もおそらくだんだんそのような動きがあちらこちらに出てきて、それらが融合していくのではないかと私は感じています。

最後に、日本精神が今でもすぐに結果に結びつきそうな実例として、**認知症予防の鍵は『日本精神』である**ということをのべたいと思います。

実は、認知症になりにくい性格は世界各国で報告されており、これは米国でもドイツでも同じような結論となっており世界共通です。その性格とは、**誠実、寛容、外交的、自立心**になります。

認知症の大きな原因は孤独感です。人間の脳は集団の中で役割をきっちり果たすことで全体が働くようにできており、それができなくなり孤立すると、強いストレスを受け認知症になります。それを防ぐのが前記の4つの性格です。

誠実であれば、周囲に人がよってくるため孤独になることはありません。寛容であることも、周囲の人との関係をよくしていきます。外交的であれば、もちろん周囲に人が集まってきます。自立心があれば、周囲の人といい関係を築くことができます。

そして、少なくとも台湾人が日本精神を持つと感じた戦前の日本人は、このような性格を持っていました。あの当時の日本人ほど誠実な民族は世界的にもありません。

日本人はあらゆることを周囲の文明から取りいれる寛容さがあります。今やハロウィンもクリスマスも正月も祝うようになりました。稲作をやるには必ず集団でやらなければならないので、人間関係が濃くなり、外交的にならざるをえません。また、戦前の日本人は人に頼ろうとしない自立心がありました。

つまり、かつて日本人に備わっていた**日本精神を持っていれば、認知症にならない**ということになります。

江戸時代から明治にかけて、日本に滞在し日本人を観察した外国人の報告によると、日本人は歳を取れば取るほど家の中で大事にされ、幸せになる、これが我々の国と違うといった記載があります。日本精神があれば、歳を取れば取るほど、認知症になるどころか、脳のレベルが上がるので周囲に頼られ、幸せになっていったのでしょう。

日本精神を持つことで一生幸せに生きることができるということは、歴史的にも証明されているように私は感じます。

幸せに生きる鍵は日本精神であるということを、この本の中で様々な分野に分けてのべてきました。この本を読んでいただき、そのように感じて、自分の持ち場で日本精神を発揮しようと考える人が増えれば、確実に日本は変わっていくでしょう。

そのような動きの一助としてこの本が役立っていただければ、これにまさる幸せはありません。

令和元年九月

篠浦伸禎

参考文献

Aoki Y et al. World J Biol Psychiatry 16, 291-300, 2015.
Buchweitz A et al. Dev Neuropsychol Feb 7, 1-12, 2018.
Casanova MF et al. J Chilld Neurol 20, 842-7, 2005.
Franke B et al. Molecular Psychiatry 17, 960-87, 2012.
Hollander E et al. Biol Psychiatry 61, 498-503, 2007.
Kirsch P et al. J Neurosci 25, 11489-93, 2005.
Ma L et al. Brain Res 1368, 159-62, 2011.
Shinoura N, et al. Acta Neuropsychiatrica 23, 119-24, 2011a.
Shinoura N, et al. J Affect Disorders 133, 569-72, 2011b.
『ガイアの法則』千賀一生著　ヒカルランド
『豊田喜一郎』木本正次著　人物文庫
『豊田佐吉とトヨタ源流の男たち』小栗照夫著　新葉館出版
『トヨタ伝』読売新聞特別取材班著　新潮文庫

脳《のう》から見《み》た日本精神《にほんせいしん》 ～ボケない脳《のう》をつくるためにできること～
著者　篠浦伸禎《しのうらのぶさだ》

2019年11月23日　初版発行

発行者　磐崎文彰
発行所　株式会社かざひの文庫
〒110-0002　東京都台東区上野桜木2-16-21
電話／FAX03(6322)3231
e-mail:company@kazahinobunko.com　http://www.kazahinobunko.com

発売元　太陽出版
〒113-0033　東京都文京区本郷4-1-14
電話03(3814)0471　FAX03(3814)2366
e-mail:info@taiyoshuppan.net　http://www.taiyoshuppan.net

印刷　シナノパブリッシングプレス
製本　井上製本所
装丁　重原 隆
イラスト　松田絵里香
DTP　KM FACTORY

ISBN978-4-88469-979-6